AF273390

IN VITRO

Álvaro Colomer (Barcelona, 1973) es escritor y periodista. Autor de novelas como *Aunque caminen por el valle de la muerte* (Random House, 2017), de un singular manual de escritura: *Aprende a escribir* (Debate, 2025), y de libros infantiles y juveniles. Su libro de viajes *Guardianes de la memoria* (2008) ganó el International Award for Excellence in Journalism.

ÁLVARO COLOMER

IN VITRO

Una historia cultural
de la destrucción de
las mujeres

EN DEBATE

Papel certificado por el Forest Stewardship Council®

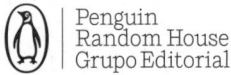

Penguin
Random House
Grupo Editorial

Primera edición: mayo de 2026

© 2026, Álvaro Colomer
Publicado por acuerdo con Casanovas & Lynch Literary Agency, S. L.
© 2026, Penguin Random House Grupo Editorial, S. A. U.
Travessera de Gràcia, 47-49. 08021 Barcelona

Diseño de la colección: PRHGE/Nora Grosse

Printed in Spain – Impreso en España

ISBN: 978-84-10433-18-2
Depósito legal: B-4.172-2026

Compuesto en La Nueva Edimac, S. L.
Impreso en Huertas
Fuenlabrada (Madrid)

C433182

Índice

Yo solo quería estar contigo, Diane, los dos viviendo juntos sin problemas, y aquí nos tienes, tú jugándote la vida.

WILLIAM KOTZWINKLE,
El nadador en el mar secreto

La madre y la hija, una dentro, la otra fuera, están descolgadas del mundo.

JEANNE BENAMEUR,
Las retrasadas

I
La transferencia embrionaria

No hay experiencia clínica que muestre con más claridad el control ejercido por la sociedad sobre el cuerpo femenino desde los orígenes mismos de nuestra civilización que la de la fecundación in vitro. Mi mujer y yo contratamos los servicios de un centro de reproducción asistida porque, cuando al fin tomamos la decisión de tener un hijo, ya era demasiado tarde para nosotros, y cinco meses después de iniciar el tratamiento, un ginecólogo hundió la cabeza entre los muslos de mi esposa con la intención de implantar el primero de los tres embriones que habíamos obtenido. Apenas un minuto antes, ese mismo médico nos había hecho entrega de una fotografía ampliada de las células que se disponía a transferir y, mientras contemplábamos aquella circunferencia en cuyo centro se agolpaba el material genético del que, si la suerte nos acompañaba, habría de salir un híbrido de nosotros mismos, se permitió la licencia de bromear diciendo que bastaba con echar un vistazo a ese retrato para pronosticar una ricura de bebé. Mi mujer esbozó una sonrisa ante lo que interpretó como un intento de tranquilizarla, pero su rostro se contrajo bruscamente cuando, aprovechando la distensión en el ambiente, el doctor encajó el espéculo y se puso a trabajar. Primero palpó la zona abdominal para calibrar el volumen de la vejiga, después limpió los restos de progesterona todavía presentes en el introito vaginal y al final pellizcó el catéter en el que aguardaba su turno el embrión, lo alzó en el aire quién sabe si para estudiarlo a trasluz o para consagrarlo a Dios, y desapareció de nuevo entre los muslos con la intención esta vez de convertir a mi mujer en madre. El equipo médico incluía una ecografista, un biólogo y una estudiante en prácticas, pero el silencio que se hizo en el quirófano durante aquel lapso alcanzó tal cota de profundidad que pareció que no había nadie en la sala, ni siquiera la paciente. Era el momento cumbre del tratamiento, el instante en que el blastocito ha de adherirse al endometrio, el santiamén que antecede al milagro de la vida, y en el ambulatorio solo se oía el zumbido de las máquinas. Mi esposa y yo observábamos el monitor a la espera de que un destello, cuando no algo todavía más espectacular, indicara que la magia se había producido, pero aquella pantalla, en la que por cierto se reflejaban nuestros rostros, emitía unas imágenes que antes recordaban a las captadas por un radar submarino que a las correspondientes al interior de un cuerpo humano, motivo por el cual no supimos que el embrión había encontrado acomodo en la cavidad uterina hasta que el ginecólogo asomó de nuevo entre las piernas, se arrancó los guantes de látex y dio un sonoro manotazo a la rodilla derecha de mi esposa al tiempo que exclamaba: ¡Bueno, ya estás embarazada! La estudiante en prácticas no reprimió un saltito de alegría y la ecografista acarició fugazmente el antebrazo de quien ya era toda una gestante, y mientras estas muestras de alegría se sucedían a mi alrededor, yo permanecía junto al cabezal de la camilla sin reflejar ningún tipo de emoción. Y si me comporté de un modo tan frío no fue porque no me considerara un hombre afortunado, sino porque la palmada del médico sobre la rodilla de mi mujer me pilló tan desprevenido que, en vez de incitarme a felicitar y abrazar y besar a la paciente, me lanzó a un viaje en el tiempo que hubo de trasladarme, se entiende que mentalmente, hasta el taller en el que un día cualquiera de 1513, si es que no era de 1514 o incluso de 1515, Miguel Ángel Buonarroti, considerado por muchos el instrumento con el que Dios mostraba su belleza a los mortales, dio por terminada la escultura que habría de elevar al hombre a la categoría de catedral: el Moisés.

Lo primero que hizo Julio II cuando lo nombraron cabeza de la Iglesia fue cambiar la casulla de pastor por la armadura de guerrero y lanzarse de inmediato, espada en mano y crucifijo alzado, a la reconquista de los territorios perdidos durante el pontificado de los Borgia. Su crueldad en el campo de batalla horrorizó tanto a los generales del ejército enemigo como a los prelados de la Santa Sede, y cuando algún tiempo después regresó a sus aposentos y dio por alcanzado uno de sus sueños de juventud, que por supuesto no era el de recuperar las propiedades del Vaticano, sino el de ser temido en todo el orbe cristiano, decidió rendirse un homenaje a sí mismo ordenando que le construyeran un sepulcro comparable en pompa y boato, además de en tamaño y belleza, al del estratega más fino de cuantos jamás cabalgaron por una zona de combate alfombrada de cadáveres: Julio César. Para la confección de semejante monumento a su memoria, el sicario de Dios eligió al escultor de moda, Miguel Ángel Buonarroti, quien de inmediato se desplazó hasta las canteras de Carrara para seleccionar personalmente los bloques de mármol de los que habrían de salir las cuarenta piezas que, según el boceto original, compondrían el conjunto funerario. Nueve meses permaneció el florentino en unas montañas que sin duda le trajeron reminiscencias de su infancia en Settignano, el pueblo de picapedreros en el que creció al son de los martillos que golpeaban, lenta pero incansablemente, las cabezas de los cinceles, y durante su estancia en aquel yacimiento puso tanto esmero en la selección de los cortes que incluso lamió la superficie de todas y cada una de las piedras ofrecidas por los serradores para asegurarse de que tenían el sabor apropiado, además de comparar su blancura con la del reflejo de la luna en un pozo y de tantear su densidad pegando la oreja a la pared y golpeando la superficie con los nudillos. Todo esto hizo el maestro para cerciorarse de que adquiría los mejores segmentos posibles y, cuando ya se dio por satisfecho, mandó que los trasladaran a Roma deslizándolos primero por troncos untados en sebo, arrastrándolos después sobre trineos tirados por bueyes y apilándolos al final sobre barcazas sirgadas bien por remolcadoras, bien por los propios transportistas. Ciento cincuenta kilómetros y no se sabe cuántas vidas después, las secciones llegaron al taller del artista, un edificio de dos plantas ubicado en el barrio de Macel dei Corvi, y tan pronto como depositaron los fragmentos en uno de los patios traseros, Miguel Ángel se arremangó, cogió un puntero y se abalanzó sobre el mármol. Pero apenas había asestado un par de martillazos cuando un mensajero aporreó la puerta y le entregó un mandato papal en el que se le conminaba a interrumpir cualquier proyecto que tuviera entre manos, sepulcro incluido, para dedicarse en exclusiva a la decoración de la Capilla Sixtina. Miguel Ángel necesitó cuatro años para transformar el arte sacro en un estallido de color y, cuando al fin se bajó de los andamios y regresó a su estudio, no se tumbó en la cama para cobrarse su merecido descanso, sino que cogió de nuevo las herramientas y retomó el proyecto de la tumba, esculpiendo primero dos de los esclavos, el Rebelde y el Moribundo, y encarando después el pedrusco más imponente de cuantos había comprado en Carrara, el cual desbastó con tanto ímpetu que hasta sus ayudantes se extrañaron de que la roca no se resquebrajara por culpa de la contundencia con la que asestaba los mazazos. En la fase inicial usó punteros y cinceles de gran calibre, pero, a medida que avanzaba en el mellado, sustituyó esas herramientas por granadinas, escalpelos y raspines, dejando para el refinamiento final el trépano, los pinceles y el esmeril con el que habría de bruñir al gigante. Hasta que un día de 1513, si es que no era de 1514 o incluso de 1515, pudiendo darse también el caso de que fuera de 1544, que es cuando modificó por última vez la figura del patriarca, a la que giró ligeramente la cabeza y a la que separó un poco los pies, así pues, hasta que un día de cualquiera de esos cuatro años, Miguel Ángel dio por liberado a su Moisés.

Y lo que ocurrió a continuación, o al menos lo que recoge cierta leyenda a la que no conviene tomar demasiado en serio pero a la que tampoco se debe despreciar, es que estaba el artista puliendo una piel que ya parecía vidrio cuando dejó caer la piedra pómez, retrocedió unos pasos y contempló al coloso desde la distancia, dándose cuenta durante ese escrutinio de que había esculpido una pieza en muchos aspectos superior a la Piedad, al David y también al Hércules de nieve que él mismo levantó en Florencia durante la gran ventisca de 1494 y del que sobra decir que no nos ha llegado más que la noticia de su *terribilitá*. De hecho, tanto se convenció el artífice de la perfección de su trabajo que incluso se planteó la posibilidad de que no hubiera esculpido la mera representación de un personaje bíblico, sino la carcasa de un auténtico ser humano al que solo le faltara un alma para abrir definitivamente los ojos y descubrir, cuando no dominar, el mundo que se le ofrecía. En el mármol no había grietas ni motas ni vetas de arena, y la luz resbalaba por las curvas de la efigie como el agua se desliza por el cauce de los ríos. Las sombras temblaban en las oquedades, las cuencas oscurecían la mirada, las venas latían en el dorso de las manos. Es más, las piernas apuntaban tal posición y los gemelos denotaban tal tensión que se diría que el sedente habría de levantarse en cualquier momento, estrellar las tablas contra el suelo y maldecir a cuantos habían sustituido a Dios por un Becerro de Oro. El deseo de que algo así realmente ocurriera fue creciendo en el corazón del artista y, cuando la imaginación rebasó sus propios límites y se desparramó por los pliegues del cerebro, Miguel Ángel se atrevió a preguntarse a sí mismo si, igual que el Todopoderoso había insuflado el aliento divino a la figura ya formada de Adán, estaría él dotado del poder necesario como para despertar al Moisés que acababa de tallar. Y fue así como quiso ser Dios. Ese hombre llevaba meses encerrado en su estudio y el polvo de mármol no solo había cubierto su rostro, sino que también había colonizado sus pulmones y recorrido sus arterias y emponzoñado sus conexiones neuronales. No se había lavado en semanas, se alimentaba a base de pan, cebolla y vino, y dormía con la ropa puesta. La última vez que quiso descalzarse se despellejó las plantas de los pies, adheridas como estaban al cuero a causa del sudor y la humedad, y lejos de ordenar que trajeran a un médico, volvió a atarse las botas y siguió trabajando. La obsesión se había impuesto a la cordura, era obvio que no estaba en sus cabales, habitaba un lugar al que nadie debería acercarse jamás. Ahora no se veía a sí mismo como un instrumento de Dios, sino como Dios mismo, y tampoco consideraba que su obra rozara la perfección, siendo así que la superaba. Cada hora que pasaba sumido en estas sinrazones, su estado febril aumentaba unas décimas, y cuando uno de sus ayudantes le sujetó por las axilas temeroso de que fuera a desmayarse, tuvo una revelación: del mismo modo que unos años antes le había sido permitido pintar un fresco en el que se representara el instante de la creación del primer ser humano, ahora se le brindaba la oportunidad de reproducir esa misma escena no ya en la ficción, sino en la realidad. Y con esta idea metida en la cabeza dio un paso al frente, estiró el brazo y, justo cuando la punta de uno de sus dedos rozaba la túnica del Moisés, dijo: ¡Levántate! Pero la estatua no se movió. Continuó con la mirada pétrea, como si despreciara el don de la vida, y ni siquiera tembló ligeramente cuando su hacedor repitió la orden en una segunda, en una tercera y hasta en una cuarta ocasión, lanzando en este último intento tal berrido que incluso los cuervos echaron a volar. Y, comoquiera que la criatura tampoco reaccionó con este postrer mandato, su creador cogió un martillo, lo alzó en el aire y lo descargó sobre la rodilla derecha del profeta al tiempo que gritaba: ¡Habla! Quinientos años después, la escultura continúa sentada.

El día de nuestra primera transferencia embrionaria, después de que la estudiante en prácticas diera aquel saltito y de que la ecografista amagara una caricia, entendí que nuestro ginecólogo veía a mi mujer igual que Miguel Ángel a su Moisés, esto es, como un objeto inanimado al que él, y solo él, y nadie más que él, podía dotar de vida. El golpe en la rodilla que ambos compartían, aun siendo distinto en intensidad, era idéntico en propósito, y de alguna manera validaba la existencia de una concepción de la maternidad que se había mantenido inalterable a lo largo de los siglos y que, como empecé a vislumbrar en aquella sala, delataba el deseo que los hombres han tenido desde el principio de los tiempos de ser madres, un anhelo que les ha impulsado a hacer cuanto ha estado en su mano para asimilar, controlar y replicar el funcionamiento del aparato reproductor femenino. El método de la rodilla, por más rudimentario que pareciera, había sobrevivido a quinientos años de avances técnicos, pero bastaba con echar un vistazo a la historia de las artes y las ciencias para encontrar otros igual de intencionados. Aquella mañana asumí de una vez por todas que el útero de mi esposa daba cobijo a toda la historia de la filosofía occidental, y asimismo establecí los primeros vínculos entre las fases del tratamiento que ya habíamos superado y ciertos momentos digamos estelares de nuestra civilización, elaborando en última instancia una teoría que, a falta de una ocurrencia mejor, me dio por llamar *Historia Cultural de la Destrucción de las Mujeres*, nombre sin duda rimbombante que, pese a todo, resumía a la perfección las conclusiones a las que llegué durante una experiencia clínica, la de la inseminación artificial, en la que me pareció detectar una constante, aunque quiero creer que involuntaria, vejación de la integridad física y moral de mi esposa, y de la que no pude más que salir pensando que la sociedad continúa sometiendo, alterando y manipulando el cuerpo femenino con la esperanza de hallar en un futuro próximo la forma de dejar de depender del mismo cuando menos a un nivel reproductivo. Y esta presunción se asentó todavía con más fuerza en mi interior cuando, una semana después de aquella transferencia, recibimos el resultado negativo del primer test de embarazo. Mi esposa rompió a llorar de una forma tan silenciosa que incluso me sorprendió y, en cierto momento, supongo que cuando pudo recuperar el control de sus cuerdas vocales, murmuró que estaba harta de que la hormonaran, punzaran y exploraran tal que si fuera un cacharro estropeado, a lo que respondí de una forma casi instantánea que nos olvidáramos de todo y volviéramos a nuestra vida anterior. Me dolió tanto verla en aquel trance que quise convencerla de que interrumpiéramos nuestro intento de ser padres, para lo cual argumenté que habíamos vivido muchos años sin echar en falta un hijo, que no se puede añorar lo que nunca se ha conocido y que a mí me bastaba con estar a su lado para ser feliz. Ella levantó entonces la cabeza, me miró fijamente y me recordó que todavía teníamos dos embriones congelados. Quedó claro que seguiríamos adelante.

II
La clínica de fertilidad

Cuentan los exégetas de los estuches cilíndricos del Pentateuco que Dios necesitó tres intentos para crear a la mujer. El primero trajo al mundo a Lilith, una hembra de la especie humana que enseguida comprendió que la posición en la cama también es una forma de dominación y que, fruto de este descubrimiento, se negó desde un principio a soportar el peso de Adán sobre sus caderas. La exigencia de ser ella quien cabalgara al macho, y no a la inversa, hizo que el Altísimo la amenazara con la expulsión del Paraíso si no se sometía a los caprichos del varón, chantaje este que no solo no amedrentó a la insumisa, sino que la espoleó a coger voluntariamente la puerta y a decir adiós muy buenas, ahí os quedáis. La expatriada vagó por regiones extramuros durante no se sabe cuánto tiempo, hasta que un día se cansó de caminar y estableció su nuevo hogar a orillas del Mar Rojo, concretamente en un estuario ya habitado por una colonia de demonios menores a los que, según le aclararon, no les importaba la posición que adoptara en la cama con tal de que les diera placer. Lilith celebró esta forma de concebir la igualdad de géneros retozando con todos y cada uno de aquellos íncubos, y fueron tantos los encuentros sexuales que enseguida se puso a parir una media de un centenar de hijos al día, cantidad de vástagos lo suficientemente llamativa como para que Dios, temiendo que una nueva especie se impusiera en el planeta, ordenara a tres de sus ángeles que descendieran sobre la costa y ahogaran hasta al último de aquellos niños medio humanos medio diablos. Cuando algunas horas después Lilith salió de sus aposentos y descubrió la playa sembrada de cadáveres, hincó las rodillas en la arena, lanzó un alarido que recorrió hasta en siete ocasiones el globo terráqueo y, alzando el puño al cielo, juró vengarse matando a cuantos bebés pudiera de la línea de Adán. Aquella mujer gozaba del don de la inmortalidad porque nunca comió del Árbol del Bien y del Mal, y es por eso por lo que todavía hoy se cuela en nuestros hogares, se asoma al cielo de las cunas y roba el alma de los recién nacidos sin que nosotros, ni tampoco nuestros forenses, alcancemos a comprender las causas del deceso. A pesar de este fracaso, Dios no cejó en su empeño de proporcionar una compañera al primer hombre y de inmediato se puso a construir una segunda criatura, esta vez a plena luz del día. A Lilith la había esculpido mientras Adán dormía, pero ahora quiso que el muchacho presenciara la grandeza del acto creativo, por lo que le pidió que se sentara en un tocón y atendiera a cuanto a continuación sucedería. Entonces sacó sus enormes manos de entre las nubes, cogió un puñado de detritos y se puso a trabajar. Para modelar el cuerpo del varón, había mandado traer arena sagrada del monte Moriah, muestras de tierra de los cuatro puntos cardinales y agua de todos los ríos y todos los mares, pero, para moldear a la hembra, no consideró necesario tanto esfuerzo y se conformó con los sedimentos acumulados en los contornos del Edén. Mezcló, pues, desechos y aguas residuales, y con el mortero resultante formó a una mujer de dentro afuera: primero los huesos, los cartílagos y los tendones, y después las vísceras, los órganos y las tripas, las venas, los nervios y las arterias, las glándulas, las secreciones y los conductos de evacuación, y al final el cerebro, el líquido cefalorraquídeo y las conexiones neuronales. Y todo ese amasijo de viscosidades lo envolvió con una piel aceitunada que en el último momento adornó, hay quien dice que por pura diversión, con matas de pelo en los lugares más insospechados. Cuando hubo terminado, contempló su obra y, viendo que no solo era buena, sino también apetecible, se la ofreció a Adán. Pero cuál habría de ser su sorpresa al descubrir que, en vez de mostrar una erección más rígida que los cuernos de Satanás, su preferido se doblaba sobre sí mismo y se ponía a vomitar. El primer hombre no soportó la contemplación del interior del cuerpo humano y, repugnado por todas aquellas chorreaduras y casquerías, rechazó a la recién llegada. La mera idea de yacer con aquel saco de sanguinolencias le pareció una obligación imposible de cumplir y, cuando ella abrió los brazos y dijo tómame, él echó a correr como si alguien le persiguiera con una quijada de asno o una honda de cuero. Dios encajó este nuevo fracaso con resignación y, deseando olvidar el episodio, chascó los dedos y convirtió a la muchacha en una voluta de humo, sin pararse ni por un momento a pensar, o importándole bien poco, que acababa de fulminar a alguien que ya gozaba de vida. La segunda criatura traída al mundo para satisfacción del primer hombre fue *descreada* apenas un instante después de haber sido creada y su paso por el reino de los mortales acabó siendo tan efímero que ni el Padre ni el hijo tuvieron tiempo de ponerle nombre, habiendo quedado por este motivo registrada en la historia secreta de las tres religiones con el triste, a la vez que contundente, apelativo de la Eva Repulsiva.

El día de nuestra primera visita a la clínica de fertilidad, el ginecólogo plantó sobre la mesa una maqueta del aparato reproductor femenino y, mientras señalaba con la punta del lápiz cada una de las partes del desmontable, arrancó una explicación sobre el lugar de donde vienen artificialmente los niños. Al principio, me dio la sensación de que nos trataba como a idiotas, sobre todo cuando incidía en aspectos de la reproducción humana al alcance de cualquier adolescente, pero a medida que avanzaba en el discurso se iluminaron algunos aspectos de los que yo guardaba una idea equivocada, como por ejemplo la posición de las trompas de Falopio, que resultó que no estaban a los lados del útero, sino replegadas hacia atrás, lo cual invalidaba la típica ilustración de los libros de anatomía en la que los genitales femeninos recuerdan antes a una cabeza de cabra que a una pelvis humana; o también como por ejemplo el asunto de la carrera de los espermatozoides por alcanzar el óvulo, que ahora resultaba que no era realmente una competición, sino un trabajo en equipo, puesto que se había demostrado que los gametos masculinos colaboraban entre sí durante el recorrido, llegando a darse el caso de algunos que incluso frenaban en seco y se ponían a eliminar obstáculos para facilitar de este modo el avance de sus compañeros, lo cual desmonta por completo el mito de la carrera seminal con la que a todos nos ha sido explicada nuestra llegada al mundo y sobre la que se sustenta en gran medida nuestra visión capitalista de la vida. Pero lo que más me impresionó, y en cierta forma entristeció, fue descubrir que los ovarios no están unidos a las tropas de Falopio, sino ligeramente separados, y que los ovocitos que se desprenden de los folículos no caen directamente en los túbulos uterinos, sino que durante una fracción de segundo quedan suspendidos en el más desolador de los vacíos, igual que un astronauta que abandonara la nave sin un arnés de sujeción, siendo en la mayoría de casos localizados, alcanzados y absorbidos por el oviducto más cercano. En caso contrario, esto es, si ninguna de las trompas lograra recuperar la célula germinal, esta quedaría suspendida en el cosmos biológico de su portadora y acabaría desintegrándose con la misma facilidad con la que Dios chasca los dedos y fulmina a sus propias criaturas. Reconozco que el ginecólogo me dejó boquiabierto con la exposición de las distintas fases del tratamiento de fecundación in vitro, y estoy convencido de que él se dio cuenta de mi estupefacción, porque decidió sacarme de la misma barriendo la mesa con un movimiento flagelar del brazo y, sin dejar de mirarme, despeñando las piezas del desmontable sobre uno de los cajones. Acto seguido, invitó a mi esposa a desvestirse de cintura para abajo y a estirarse en la mesa de exploración, y mientras ella hacía todo eso, la interrogó sobre sus hábitos de vida, sobre la regularidad de su menstruación, sobre las enfermedades familiares y sobre los abortos sufridos en el pasado, preguntas a las que ella respondió que era vegetariana, que tenía una regla puntual y abundante, que su abuela y su madre padecieron cáncer de mama y que a los veintisiete años se sometió a una interrupción voluntaria del embarazo, confesión esta última que el ginecólogo celebró, por supuesto no por la pérdida, sino por la certificación implícita de que su cuerpo podía ser fecundado. Apuntó toda esa información en el historial de la paciente y, cuando mi mujer ya se hubo estirado en la camilla, él se levantó de nuevo, me miró y me preguntó si quería acompañarles durante el examen ginecológico, invitación a la que respondí que no con una rapidez que incluso me sorprendió a mí mismo. Y es precisamente ahora, mientras escribo esta *Historia Cultural de la Destrucción de las Mujeres*, cuando me pregunto si mi negativa a presenciar la forma en la que aquel hombre habría de hurgar en las interioridades de mi esposa no guarda algún tipo de relación con la creación de la Eva Repulsiva.

La tercera mujer creada por Dios, primera para el común de los creyentes, no solo no causó rechazo en Adán, antes justo lo contrario, sino que tampoco opuso resistencia cuando el otro, sin darle siquiera la bienvenida al mundo ni presentarle por supuesto sus respetos, se abalanzó sobre ella y la poseyó de un modo tan áspero que hasta las bestias más inmundas del Edén sintieron compasión. Eva no protestó ante la brusquedad de su pareja porque nada le incitó a pensar que tuviera derecho a hacerlo y, de alguna forma, su silencio forjó la premisa, todavía vigente en muchas culturas, de que las hembras fueron creadas para satisfacción de los varones, y nada más que para eso. Pero lo que también quedó patente tras aquella cópula inaugural, cuando no violación constituyente, fue que el hombre ya no le hacía ascos a la mujer y que el truco empleado por Dios durante esta nueva creación, consistente en levantar un muro de niebla y sumir a Adán en un dulce sueño, había funcionado. Pese a esto, alguna reminiscencia de la Eva Repulsiva debió de quedar adherida al código genético del padre de la Humanidad, porque solo hay que echar un vistazo a la realidad presente para concluir que el rechazo a las estructuras internas del cuerpo femenino no ha desaparecido del todo, como se demuestra incidiendo en el desconcierto que muchos hombres continúan manifestando ante, por ejemplo, la mera mención de la regla. Es evidente que hay una incongruencia entre la obsesión por tocar, chupar y penetrar los genitales de las mujeres y el rechazo a cualquier manifestación de los procesos fisiológicos inherentes a los mismos, y es igualmente incontestable que existe un salto rayano en lo absurdo entre la existencia de la menstruación y su conversión en objeto de mofa, oprobio e incluso violencia. La aversión al periodo no es algo consustancial al ser humano, sino un constructo cultural que, en el fondo, no deja de manifiesto otra cosa que no sea la inquietud que provoca en muchos varones la existencia de un caldero mágico oculto entre las piernas de la mujer y capaz de convertir la más insignificante de las muestras de amor en un auténtico ser humano. Esta alquimia biológica, esta piedra filosofal de acceso restringido, esta transustanciación del placer sexual en carne de nuestra carne ha despertado el asombro, además del terror y al mismo tiempo la codicia, de los hombres desde el origen de los tiempos y ha propiciado asimismo la elaboración por parte de las mujeres de estrategias narrativas que las protejan de la intromisión de sus contrarios, la más famosa de las cuales, con permiso del mito de la Eva Repulsiva, es la leyenda medieval de la vagina dentada, según la cual toda vulva arrancará los ojos de quien ose mirar en su interior. Tales cuentos, así como otros de moraleja similar, fueron inventados para impedir que los hombres se inmiscuyan en el misterio de la creación, y si por cualquier circunstancia alguno se empeña en hacerlo, será su propia pareja quien, de un modo inconsciente pero igualmente eficaz, le mantenga alejado del mismo, como de hecho comprobé personalmente cuando, después de la primera visita a la clínica de fertilidad y cuando ya habíamos salido a la calle, mi esposa me agradeció que hubiera respetado su intimidad durante la exploración ginecológica.

III
La donación espermática

A lo largo del tratamiento hice dos donaciones de esperma, la primera para el seminograma, la segunda para la inseminación, y en ambas ocasiones imaginé, como en realidad ya imaginaba en la adolescencia, que mis espermatozoides eran copias en miniatura de mí mismo, reproducciones chiquititas de mi cabeza con cola en vez de cuerpo que saltaban al mundo esperando caer en un útero mullido y que se precipitaban sin embargo en un frasco de polipropileno. Cuando en la pubertad me masturbaba en el lavabo de casa, con una revista erótica sobre el muslo izquierdo y una tira de papel higiénico sobre el derecho, proyectaba el semen a veces contra la pared, a veces contra el suelo, y después de la descarga me asaltaban siempre unos remordimientos, por otra parte normales en un alumno de colegio religioso, que hacían que me figurase a millones de yoes estampados contra la baldosa, unos descoyuntados como soldados heridos en el campo de batalla, otros huyendo hacia los límites de la charca y algunos menos tratando incluso de fecundar a los gérmenes que correteaban por el perímetro. Con el tiempo descubrí que yo no era el único que concebía a sus gametos como repeticiones de sí mismo, sino que también lo hacían mis amigos y mis conocidos y me atrevería a decir que el común de los muchachos, lo cual hizo que aquella fantasía perdiera su impronta personal y dejara de interesarme. La llegada de la edad adulta hizo que realmente abandonara esos delirios, y solo recuperé la imagen de los espermatozoides de aspecto antropomórfico cuando la enfermera del laboratorio al que mi mujer y yo acudimos para hacernos los análisis serológicos, que por cierto certificaron la ausencia de enfermedades sanguíneas de relevancia, además de confirmar la compatibilidad de nuestros cariotipos, me pidió que eyaculara en un envase de plástico. La sanitaria me dio a elegir entre masturbarme en una salita habilitada para tal efecto o en mi propio domicilio, opción esta segunda que me obligaría a regresar al centro como mucho treinta minutos después de haber obtenido la muestra, a riesgo de que las células perecieran en el mismo líquido seminal que hasta ese momento las había protegido. Escogí la intimidad del hogar porque temí no alcanzar una erección en un lugar tan frío como aquel y, tan pronto como llegué a casa, encendí el ordenador, entré en un portal porno y, para mi propia sorpresa, me corrí en apenas diez sacudidas, puede que incluso menos. Nunca antes había eyaculado con tanta rapidez y todavía hoy me pregunto si mi cuerpo se precipitó de aquel modo porque en el fondo, y por más que me negara a reconocerlo, deseaba un hijo por encima de cualquier cosa en el mundo. En cualquier caso, como tenía que entregar la muestra lo antes posible, no me entretuve especulando sobre mis anhelos más profundos y me subí rápidamente los pantalones, envolví el frasco en papel de aluminio y bajé a la calle, monté en la moto y circulé unos metros por la acera. Pero, cuando bajé el bordillo de la calzada y noté el latigazo de los amortiguadores, frené en seco. De repente imaginé a mis espermatozoides rebotando contra las paredes del envase por culpa de los baches, las sacudidas y los acelerones a los que sin duda se verían sometidos durante la circulación por la ciudad, y me entró un sudor frío al pensar en el riesgo de que aquellos golpes dañaran la cadena de ADN que llevaban enroscada en la cabeza. No quería entregar al biólogo unos pequeñines estropeados que luego devinieran en unos hijos igualmente descacharrados, así que aparqué la moto, alcé la mano y paré un taxi. Durante el resto del trayecto, acuné la muestra entre mis manos tal que si se tratara de un pajarillo caído del nido, y cuando entré en el laboratorio, la coloqué sobre el mostrador con la misma delicadeza que si fuera el vilano de un diente de león. Por contra, la enfermera cogió el vaso sin ningún tipo de miramiento, arrancó el papel de aluminio que lo recubría y le enganchó una etiqueta con un código de barras; a continuación lo colocó sobre una bandeja, me entregó un comprobante y, siempre sin prestarme demasiada atención, me aclaró que enviarían los resultados directamente al ginecólogo. Y ya estaba indicando al siguiente paciente que avanzara en la cola cuando recliné mi cuerpo sobre el tablero y le pregunté en voz queda si habría sido contraproducente para los espermatozoides traer la muestra en moto. Por lo del traqueteo, aclaré. Entonces la muchacha sí que me miró; directamente a los ojos, con intensidad, creo que tratando de averiguar si hablaba en serio. Después se arrimó a su compañera, le dio un codazo y, en un tono perfectamente audible, le dijo: A veces, los hombres ¡son tan monos!

Los hombres concebimos nuestros espermatozoides como copias a escala de nosotros mismos desde hace cuatro mil años, en concreto desde que nuestros ancestros de la Edad de Bronce descubrieron el vínculo existente entre el coito y el parto, y desde que al mismo tiempo las tribus indoeuropeas iniciaron la lenta pero continuada invasión de la península balcánica. Estos dos acontecimientos, el que transformó la mente humana hasta extremos hoy todavía poco vindicados y el que dio el pistoletazo de salida a eso que llamamos Historia, pusieron los cimientos sobre los que habría de erigirse la creencia popular de que los gametos masculinos aportan más información al embrión que sus iguales femeninos, y propiciaron a su vez el despertar de una civilización caracterizada, entre otras cosas, por el gobierno de los hombres sobre las mujeres. Los pastores indoeuropeos abandonaron sus asentamientos de las llanuras húngaras y se adentraron en territorio helénico entre el 1900 y el 1600 antes de Cristo, y como creían en la fuerza física como instrumento de colonización, arrasaron hasta el último de los pueblos invadidos, degollando sin ningún tipo de clemencia a sus máximos dirigentes, en muchos casos reinas, *caudillas* y sacerdotisas, y sustituyendo el culto a la Diosa Madre por la adoración a un demiurgo de barba blanca, ojos negros y pelo en pecho. En un mundo en el que todavía imperaba la idea de que las mujeres se quedaban embarazadas porque el viento o el río se les metía dentro, los hombres carecían de valor. Se les usaba como objetos sexuales, como bueyes de carga o como ofrendas sacrificiales, y si se les asignaba el rol de cazadores no era por ser más fuertes o más ágiles que sus contrarias, sino por ser totalmente prescindibles en caso de acabar en las fauces de una fiera. Los nómadas del norte llegaron en efecto a un mundo tendente a la ginecocracia y, como ellos traían la cultura de la virilidad, sacaron de inmediato a las mujeres de las instituciones, las convirtieron en moneda de cambio y las recluyeron en el interior de los hogares, cuando no de los prostíbulos. Y, una vez hubieron hecho todo eso, colocaron en la cima de la pirámide espiritual a Zeus, un hombretón que bebía ambrosía en jarra de cerveza, que cazaba gorgonas por pura diversión y que, cuando sentía el latigazo del deseo, salía a violar doncellas con la misma tranquilidad de conciencia que quien sale a recolectar bayas. Una de esas vírgenes fue Metis, una titánide a la que dejó embarazada ya en la primera acometida y a cuyo retoño, no obstante, juró proteger hasta el final de sus días, promesa esta que tal vez habría cumplido si la abuela metomentodo, Gea, no le hubiese profetizado que el fruto de aquel vientre habría de derrocarlo en un futuro no lejano. Zeus no estaba dispuesto a que su hijo hiciera con él lo mismo que él había hecho con su padre, así que una noche se acercó a su amada, le acarició una mejilla y, cuando parecía que iba a besarla, abrió la boca como un cráter y se la tragó entera. El rey se comió a su consorte para que esta no engendrara un magnicida y, convencido del éxito de su artimaña, aquella misma noche raptó a una ninfa y la poseyó hasta el amanecer. Unos meses después, sin embargo, el Dios Supremo sufrió un ataque de migraña mientras paseaba a orillas del lago Tritón, y la cefalea se intensificó tanto que al final se echó las manos a la cabeza, se dejó caer sobre la arena y lanzó un grito capaz de enmudecer al más rugiente de los volcanes en aquel momento activos. Los dioses menores acudieron de inmediato en su ayuda y fue Hermes, el del bastón de las dos serpientes y el mapa que conduce al inframundo, quien se atrevió a verbalizar un diagnóstico para todos evidente: el paciente sufría dolores de parto. Zeus estaba embarazado del hijo que Metis gestaba cuando se la comió y ahora, nueve meses después de la concepción, el feto había trepado por la columna vertebral buscando un agujero por el que salir al exterior. Entendiendo la magnitud del problema, Hefesto, el portador del fuego y hacedor de tronos, cogió el buril y el martillo que empleaba en su fragua y golpeó el cráneo del gestante con la misma contundencia con la que Miguel Ángel habría de hacerlo siglos después en la rodilla del profeta, pero con tanta fortuna que en esta ocasión el milagro sí que se obró. Porque la cabeza de Zeus se abrió como una cáscara de nuez y de su interior surgió, ya adulta y armada, la diosa de ojos glaucos, la conductora de ejércitos, la protectora de la sabiduría: Palas Atenea. La guerrera saltó al mundo lanzando un alarido que muchos interpretaron como el anuncio de su nacimiento, pero que tal vez deberíamos traducir aquí como la advertencia del cambio de paradigma que se había producido: un hombre había dado a luz a una criatura, la maternidad ya no era exclusiva femenina, los hijos habían dejado de pertenecer a las madres. Había arrancado la *Historia Cultural de la Destrucción de las Mujeres*.

Cuenta una leyenda que anduvo Aristóteles perdidamente enamorado de una cortesana que nunca quiso acogerlo entre sus piernas, ni siquiera a cambio de dinero. El filósofo era en aquel entonces un anciano sin nada físico que ofrecer a las mujeres; los placeres de la carne quedaban ya tan lejos de su alcance como el motor primario que mueve el universo. Pero la espita del deseo seguía ahí, chisporroteando bajo los pliegues de la pelvis y malbaratando la dignidad de un hombre que, si antaño apartó reyes a su paso, ahora trastabillaba al cruzarse con una prostituta en las gradas del teatro. Aristóteles ejercía en esa época de tutor de Alejandro, a quien gestas posteriores añadirían el epíteto de Magno, y no tardó en reparar en que su pupilo también miraba a la hetaira con descaro. El maestro sintió celos ante la posibilidad de que aquella mujer, de nombre Filis, cuando no Phyllis o Campaspa, todo depende de la versión del cuento que cada uno rescate del Medievo, prefiriera la juventud y el poder de un príncipe a la madurez y la sabiduría de un filósofo, y para evitar que su alumno se convirtiera en competencia, le inculcó la norma moral de no acercarse jamás a cuantas ofrecen su cuerpo a cualquiera. Evidentemente, cuando la damisela se enteró de que aquel viejo le estaba privando de un cliente tan ilustre, decidió poner sus cartas en juego y quitarse al rival de en medio. Invitó al joven Alejandro a pasar una tarde en su casa y, cuando ya lo tuvo en su jardín, le pidió que se escondiera entre los setos y observara en silencio. Entonces mandó llamar a Aristóteles y, cuando pocos minutos después el pensador atravesó el umbral jadeando por las prisas pero sonriente por la curiosidad, ella le anunció que satisfaría sus deseos más íntimos con la única condición de que él aceptara convertirse en su esclavo durante unas horas. Ni que decir tiene que el anciano concedió y que la prostituta, hoy vindicada como la primera dominatriz de la Historia, se cobró su venganza a gusto. Porque ordenó a su siervo que se desnudara, se pusiera a cuatro patas y lanzara un rebuzno, y a continuación lo montó, lo espoleó y lo azotó como si realmente fuera el asno más tonto del rebaño. Aquella mañana Alejandro aprendió más cosas sobre la condición humana que durante todos sus años conquistando imperios y, veintitrés siglos después, nosotros seguimos invocando esa leyenda no por su moraleja sobre el poder de la carne sobre el intelecto, sino por la posibilidad, remota pero no por ello desaprovechable, de que sea el origen de la teoría aristotélica sobre el cuerpo femenino como recipiente. Tal vez el orgullo del estagirita quedó tan malherido tras la azotaina de la cortesana que, cuando poco después le tocó dictar a su escriba el discurso sobre la maternidad, dejó que fuera el ánimo de revancha quien sentenciara que, si las mujeres son como los árboles que proporcionan madera, los hombres son como los carpinteros que transforman esa materia prima en muebles. Y con esta imagen tan sencilla impuso a la sociedad la idea de que las madres tienen un papel pasivo en la concepción, puesto que solo hacen de horno donde se cuecen los niños, mientras que los padres tienen otro activo, dado que asumen la labor de convertir a esos mismos chiquillos en ciudadanos prósperos. En otras palabras, convenció a los legisladores de que los hijos, pese a todo, debían pertenecer a quienes los educaban, no a quienes los engendraban. Así fue como el pensador cerró el círculo que abrieron siglos atrás los invasores del norte y que continuaron trazando los poetas que depusieron con sus versos a las diosas reinantes y elevaron a los guerreros a la categoría de deidades. Y desde entonces, desde que la política, la religión y la filosofía se dieron la mano para poner a los hombres al frente del mundo, no ha habido un solo adolescente que no pensara en sus espermatozoides como reproducciones en chiquitito de sí mismo y que al mismo tiempo no imaginara los óvulos como tronos vacíos que aguardan impacientes la llegada de un cigoto masculino.

IV
La punción folicular

Mi mujer se había encerrado en el lavabo para llorar en soledad, pero el silencio que su aislamiento impuso en la casa se hizo tan excesivo que al final, percibiendo algo extraño en el ambiente pero sin saber exactamente de qué se trataba, me levanté del sofá, recorrí el pasillo y abrí la puerta. Y fue verla abrazada a su propio estómago, de espaldas al espejo y con la toalla en el suelo, y recordar la noche en que traté de administrarle una inyección, la de la hormona foliculoestimulante, en el mismo cuarto de baño en el que ahora estrechaba su abdomen con evidente actitud de desamparo. En aquella ocasión no llegué a clavarle la jeringuilla porque, al pellizcarle la piel y acercar la aguja, me entraron los sudores y los temblores, y tuvo que ser ella quien, después de decirme que no me preocupara y de pedirme que saliera del lavabo y fuera a preparar la cena, se autoaplicara el fármaco. Al cabo de unos diez días, cuando los folículos hubieron alcanzado un grosor aproximado de dieciocho milímetros, el ginecólogo le recetó un medicamento para propiciar la descarga ovárica y, paradójicamente, otro para ralentizarla, y a la mañana siguiente ingresamos en el hospital para que la paciente se sometiera a una punción folicular. Nos despedimos a la entrada del quirófano porque no se permitía la presencia de familiares durante la intervención y, cuando las puertas automáticas se cerraron delante de mis narices, una enfermera se acercó con un frasco esterilizado en la mano y me recordó que debía entregar una nueva muestra de esperma, la segunda, y que esta vez tendría que obtenerla allí mismo, puesto que el doctor la requeriría, sin posibilidad de demora, tan pronto como extrajera los óvulos. Es más, la sanitaria me informó de que, si por cualquier circunstancia me veía incapacitado para eyacular, me extraerían los gametos mediante una biopsia testicular, algo que lógicamente me recomendó evitar. En la sala de donaciones había un butacón de escay rojo, un monitor con el menú ya desplegado y una mesita de centro sobre la que se alzaba un dispensador de toallitas húmedas, y aunque saltaba a la vista que todo estaba impoluto, me dio tanto asco pensar en la cantidad de hombres que se habrían tocado en ese mismo sillón que decidí masturbarme de pie. Por desgracia, y pese a mis intentos por concentrarme, no conseguí la turgencia necesaria como para cumplir con mi parte del trato y, como me horrorizaba la posibilidad de que hicieran con mis testículos lo mismo que de hecho estaban haciendo con los ovarios de mi mujer, me refiero a puncionarlos con una aguja biselada para sustraer sus células germinales, sacudí violentamente mi flacidez hasta conseguir, después de algunas abrasiones y de no pocas despellejaduras, expulsar una cantidad ridícula de esperma, apenas una salpicadura, que por suerte resultó suficiente. A continuación, me llevaron hasta el box donde dormitaba mi esposa y, mientras esperaba a que se le pasaran los efectos de la sedación, tomé asiento, cerré los ojos y, ya fuera por la tranquilidad imperante en la sala, ya por la soñolencia propia del periodo refractario, me quedé traspuesto. Cuando desperté, el ginecólogo informaba a la paciente del aspirado de once óvulos y añadía que la intervención había transcurrido sin incidentes destacables. Eso fue lo que dijo: sin incidentes destacables. Pero aquella noche, después de irrumpir en el lavabo y encontrar a mi mujer de espaldas al espejo, supe que nos había mentido. Mi esposa tenía una de sus nalgas llena de raspadas, probable consecuencia de una caída durante la transferencia de la camilla a la mesa de operaciones, cuando no de algo peor, y ahora lloraba no por un dolor físico, sino por otro de carácter moral, es decir, por la certificación de que ya ni siquiera era dueña de su cuerpo, de que había cedido el control de este a unos desconocidos, de que se había convertido en una muñeca de trapo en manos de la ciencia. Aun así, cuando verbalicé mi intención de llamar al hospital y exigir una explicación sobre las erosiones, ella me acarició el rostro, abrió la puerta del lavabo y me pidió que saliera.

Fue en la colonia fenicia de Chipre donde el rey de Tiro, Pumayyaton, conocido entre nosotros como Pigmalión, concibió la idea de esculpir una mujer desprovista de defectos. Se le ocurrió después de que un sacerdote le contara la historia de las propétides, doncellas locales tan orgullosas de su propia belleza que se negaron a venerar a la más hermosa de las diosas, Astarté, y que fueron condenadas por su sacrilegio al castigo de la eterna insatisfacción, por el cual nunca más habrían de ver colmados sus instintos más primarios, entre ellos el del sexo. Efectivamente, a partir de aquel momento, las muchachas empezaron a quejarse de que sus amantes las dejaban siempre a medias y, cuando se hubo hecho patente que ningún hombre podría ya contentarlas por sí solo, decidieron probar suerte con la prostitución, ejercicio que no solo las condujo a la exclusión social, sino también a la adquisición de una buena cantidad de enfermedades venéreas, la más extraña de las cuales, una especie de esclerodermia, les endureció la piel hasta el punto de hacerla casi tan dura como la mismísima piedra. En la época en que conoció esta leyenda, Pigmalión se encontraba en plena búsqueda de esposa y, como ya había rechazado a una cantidad nada desdeñable de candidatas, se instauró el rumor de que se había convertido en un auténtico misógino. Ninguna mujer le parecía digna de su simiente, a todas les sacaba defectos cuando no en su físico, sí en su carácter, tildaba de viciosas incluso a las menores de edad. Por eso, cuando oyó hablar de las propétides, se le ocurrió que podría revertir el proceso, haciendo no que las doncellas se convirtieran en piedra, sino que las piedras devinieran en doncella. Y la idea de construir con sus propias manos una mujer que, como recién nacida que sería, se amoldara enteramente a sus gustos le pareció tan fantástica que se encerró en su taller, ordenó que nadie le molestara y se puso a esculpir una virgen tan perfecta que nadie pudiera nunca afearle ni un solo defecto. Los sótanos de palacio no tardaron en llenarse de bocetos y descartes, así como de adolescentes varones cuyas hormonas completaban con imaginación el cuerpo de aquellas mujeres a medio hacer, y justo cuando los picapedreros de la isla advirtieron a la administración de que la piedra caliza empezaba a escasear, el rey abandonó sus dependencias y anunció que había esculpido a la hembra perfecta. Y, efectivamente, los primeros criados que accedieron a la sala donde se alzaba la imagen quedaron tan maravillados con su belleza que enloquecieron, llegando algunos de ellos a lanzarse pretil abajo ante la imposibilidad de poseerla. De hecho, el propio Pigmalión perdió la razón con su amada de mármol: cada noche la tumbaba en su lecho, le susurraba versos al oído y le magreaba los pechos, las nalgas y hasta esa vulva en verdad nunca esculpida, y por la mañana la bañaba en aguas perfumadas, la vestía con túnicas tintadas de púrpura y la enjoyaba con conchas, con flores y hasta con unos pajarillos cantarines a los que aplastaba de un manotazo cuando excretaban sobre la estatua. El monarca se había enamorado de su propia creación y es probable que hubiera permanecido encerrado en su alcoba si el calendario no le hubiera obligado a salir de palacio para inaugurar las fiestas en honor a la patrona de la isla. Aquella mañana, Pigmalión entró en el santuario de Astarté ante el júbilo de los chipriotas y, cuando hubo realizado la ofrenda pertinente y encendido la llama sagrada, lanzó un ruego a la diosa: que le concediera una esposa tan perfecta como la escultura creada por él mismo. A la divinidad le llamó la atención la rareza de aquella petición y, queriendo ver con sus propios ojos la figura objeto de tanto deseo, se materializó en el dormitorio del soberano, retiró el velo que cubría la parte del busto y descubrió, no sin sorpresa, el motivo por el que los hombres se enajenaban al verla: la estatua era su vivo retrato. Astarté podría haberse encolerizado al descubrir que un reyezuelo de tres al cuarto retozaba cada noche con una réplica de ella misma, pero la vanidad venció en esta ocasión al pundonor y, sintiéndose halagada, la diosa concedió el deseo al monarca. Esa noche, cuando Pigmalión se acostó de nuevo junto a la estatua y apretó uno de sus senos, notó que el mármol cedía ante la presión de los dedos y que la piedra se reblandecía como si fuera cera. Y entonces percibió un latido en las venas, un suspiro en los labios y un brillo en los ojos que se abrieron de pronto.

La primera masturbación documentada frente a una estatua se remonta al 360 antes de Cristo, cuando la Afrodita de Cnido, representada por Praxíteles al salir del baño, amaneció con una nalga manchada de semen. Los adolescentes de la antigua Grecia se excitaban con las representaciones de las diosas del Olimpo del mismo modo que los de hoy lo hacen con las figuras en tres dimensiones del anime, sin que haya nada de perverso, aunque tampoco de innovador, en ello. La atracción sexual hacia cuerpos artificiales, fantasía técnicamente conocida como agalmatofilia, ha sido una constante a lo largo de la *Historia Cultural de la Destrucción de las Mujeres*, y no hay que remontarse demasiado en el tiempo para encontrar a un imitador de Pigmalión. Por ejemplo, el pintor austríaco Oskar Kokoschka, un hombre de carácter venático y sentimentalidad tóxica que, tras ser abandonado por Alma Mahler, encargó a una fabricante de muñecas la confección de una réplica a tamaño natural de la considerada en aquel entonces como la mujer más hermosa de Viena. Cuando algunas semanas después trajeron el paquete a su domicilio y, tras abrir la caja de madera en la que venía embalado, emergió de su interior aquel monigote de aspecto diabólico, aquella pepona sin articulaciones ni columna vertebral, aquel fantoche de cuerpo aterciopelado, rostro papel maché y facciones rotuladas, en suma cuando apareció aquel monstruo carente de cualquier atisbo de humanidad, el mayordomo se desplomó víctima de una apoplejía y no recuperó la movilidad hasta meses después, momento que aprovechó para, aun con medio cuerpo paralizado y con la ayuda de una muleta, hacer las maletas y abandonar la que sin duda le parecía una casa de locos. Kokoschka también se horrorizó, o mejor quedó decepcionado, ante la magnitud del fracaso. Había soñado con una copia perfecta de su amada, le había incluso comprado vestidos de noche y piezas de lencería en las mejores tiendas de París, y de repente le entregaban un espantapájaros más parecido a un oso polar que a una muchacha en la flor. La decepción devino primero en rabia y la rabia se transformó después en sed de venganza. Se sentía rechazado por segunda vez y, si en la primera se encerró en casa y pasó el luto en soledad, ahora quiso salir a la calle y convertir al simulacro en el objeto de burla más celebrado de la ciudad. Efectivamente, llevó a la muñeca a la ópera, a los restaurantes y a las tertulias de literatos, la desnudó y la besó y la magreó en las reuniones de amigos, se la ofreció a una madama para que la prostituyera en su burdel. Y, cuando se hubo asegurado de que en los círculos sociales se hablaba más de la copia que de la original, organizó una fiesta de despedida al final de la cual la decapitó con un cuchillo de carnicero, la embadurnó con vino tinto y, siempre entre las carcajadas y los víctores, las risas y los brindis, las babas y los eructos de los invitados, la arrojó por la ventana. La policía se personó a la mañana siguiente; un vecino había denunciado la presencia de un cadáver en el jardín. Al principio los agentes se comportaron con la rectitud debida, sin mostrar ninguna emoción y sin pretender montar un escándalo, pero luego, cuando comprobaron que la víctima era un personaje de ficción, se mondaron de risa. Les hizo mucha gracia que aquel hombre hubiera despedazado el duplicado de una ciudadana de pleno derecho porque, en aquel entonces, la violencia contra las mujeres no preocupaba a las autoridades, y aunque ahora esto ha cambiado ligeramente, podemos asegurar que sigue detectándose cierta indiferencia por parte de la población general, algo que se demuestra comprobando que, después de escuchar la historia de Pigmalión, casi nadie pregunta qué sintió Galatea al abrir por primera vez los ojos y descubrir a un desconocido mordisqueándole los pechos. A los oyentes no les interesa esa parte del relato porque la sociedad sigue interpretando la realidad desde la perspectiva masculina, lo cual dificulta que, en el caso que nos afecta, se popularice cierta versión apócrifa de esa misma leyenda, una versión según la cual Galatea se horrorizó tanto ante la violación de la que estaba siendo víctima que cerró los ojos y rogó a Astarté que se apiadara de ella. La diosa se dio en ese momento cuenta del error que había cometido al dotar a aquella escultura de vida y, tratando de recuperar el orden preestablecido, la convirtió de nuevo en piedra. Y lo hizo mientras el rey tenía su pene dentro.

V
La inseminación

Si me hubiesen permitido estar presente durante la microinyección intracitoplasmática de espermatozoides, es decir, durante la fecundación del óvulo propiamente dicha, si se hubieran saltado por una vez las normas de la clínica y hubiesen aprobado mi solicitud de acompañar al biólogo durante esa fase del tratamiento, si hubieran accedido a algo tan sencillo para ellos pero tan importante para nosotros, si en definitiva hubiesen hecho esa excepción, entonces yo me habría descalzado en la zona sucia del laboratorio, me habría puesto la bata y el gorrito y las polainas de papel verde y habría accedido a una sala que emula las condiciones ambientales, sobre todo en cuanto a temperatura y humedad, aunque en la medida de lo posible también en cuanto a silencio y oscuridad, que se dan en el interior del aparato reproductor femenino durante el ascenso de los zoospermos por las trompas de Falopio, y estoy bastante seguro de que la singularidad de ese escenario, sumado a mi carácter en ciertos aspectos inmaduro, me habría llevado a imaginarme a mí mismo como una especie de liliputiense felizmente encerrado en la vagina de una giganta, pensamiento sin duda inapropiado que, aun así, me habría arrancado una sonrisa. De todas formas, los ecos de esta fantasía se habrían desvanecido tan pronto como el biólogo me hubiera enseñado la centrifugadora que en ese momento separaba mis células espermáticas del plasma seminal, y digo que la contemplación de esa lavadora en miniatura me habría devuelto a la realidad porque estoy convencido de que, al tocar la tapa y notar las vibraciones, habría caído en la cuenta de lo estúpido que fui cuando, algunas semanas atrás, me preocupé por el daño que el traqueteo de la moto hubiera podido ocasionar a la muestra de esperma solicitada por el ginecólogo, temor obviamente infundado habida cuenta de que ahora me encontraba ante una máquina que hacía rotar mis células a dos mil revoluciones por minuto sin por ello malograrlas lo más mínimo. Así las cosas, después del meneo seminal, el embriólogo volcaría los gametos ya limpios de polvo y paja sobre una placa de Petri y los analizaría a través de un microscopio monitorizado cuya pantalla mostraría una imagen tremendamente parecida a la del agua en ebullición, pero que en realidad correspondería a la de miles de renacuajos agitando la cola al alimón, y mientras yo estuviera observando a esos nadadores chapoteando en una charca de productos químicos, el citólogo seleccionaría al más capacitado de todos, sin duda uno que presentara un movimiento flagelar rectilíneo y no uno que careciera de cola o tuviera dos cabezas o exhibiera cualquier otra anomalía indicativa de una tara en la cadena de información genética almacenada en su núcleo. Después extraería un óvulo de la incubadora, lo colocaría bajo la lente electrónica y limpiaría su zona pelúcida de elementos extraños, y mientras el científico estuviera eliminando todo ese material sobrante, así como analizando las características del corpúsculo polar, yo contemplaría la célula en el monitor y me maravillaría ante la perfección de una esfera en muchos aspectos idéntica a un planeta a punto de recibir el impacto de un meteorito. El responsable del laboratorio agarraría entonces un joystick muy parecido al de las antiguas consolas de videojuegos y bromearía diciendo que nos preparáramos para la personación del Espíritu Santo y el consiguiente milagro de la vida sin pecado concebida, y después falcaría la célula por el lado izquierdo, acercaría la microinyección por el derecho y, presionando la membrana con la punta de la aguja, la deformaría hasta hacerla parecer un ocho. Y, cuando la célula alcanzara su límite de elasticidad y volviera a su forma original, la aguja penetraría al fin en su interior tal que si fuera un palillo atravesando una aceituna. Llegados a este punto, solo faltaría apretar el émbolo de la jeringuilla e introducir el espermatozoide en el citoplasma, momento que yo desearía que se representara en la pantalla a través de un breve pero colorido big bang, o en su defecto de alguna pirotecnia parecida, que me permitiera asumir, ya sin ningún género de dudas, que habíamos puesto en marcha el complejo, pero a la vez simplísimo, mecanismo que mueve la vida.

El escritor prusiano Ernst Theodor Amadeus Hoffmann terminó sus días convertido en el borracho que despotrica de las mujeres en la taberna más mugrienta de la ciudad. Ocupaba siempre la misma mesa, junto a la puerta y frente al ventanal, y cuando algún cliente cometía el error de acercarse para mostrarle sus respetos, él le invitaba a tomar asiento y arrancaba una diatriba contra el género femenino que no parecía tener fin. La primera figura que evocaba era la de su madre, una melancólica con trazas de bilis negra cuyo cadáver encontró, víctima de un derrame cerebral, arqueado sobre la cama, con la lengua atrapada entre los dientes, las manos aferradas a las sábanas y los globos oculares a punto de desprenderse y rodar a lo largo del camisón, imagen esta que aquel niño nunca pudo sacarse de la cabeza y que, según él mismo afirmaba, acabó asociando al concepto de amor. Después de describir esa escena y para sorpresa de su interlocutor, Hoffmann soltaba una risotada, daba una palmada sobre una de sus rodillas, quiero pensar que sobre la de la pierna derecha, y se ponía a hablar de Dora Hatt, una señora de alta alcurnia, casada y madre de cinco hijos, que lo contrató como profesor de piano cuando él rondaba la adolescencia y que lo convirtió en su juguete sexual durante los cuatro años que tardó en encontrar otro amante todavía menor. Las siguientes dos mujeres que rescataba del olvido no le habían lastimado, al menos no de forma voluntaria, pero se habían convertido en una reminiscencia dolorosa por recordarle lo mucho que había perdido al apartarlas de su lado: la primera, su prometida Minna, una chica demasiado complaciente como para enderezar a un novio cada día más torcido, y la segunda, su esposa Mischa, una mujer demasiado bondadosa como para recuperar a un marido ya rendido al alcohol. Con esta segunda pareja Hoffman conoció la felicidad y por eso, cuando llegaba a este punto de la narración, abandonaba el tono severo con el que había iniciado su perorata y recordaba casi en un susurro algunos de los momentos vividos en la casa que compartieron, en especial los relativos a las noches en que, tras apagar la lámpara de aceite y al amparo de la oscuridad, asomaba la cabeza por la trampilla que comunicaba la buhardilla donde había instalado su despacho con la habitación donde ambos dormían, y asustaba a su mujer emulando el lamento de un fantasma. Pese a haber sido víctima de esa misma broma en incontables ocasiones, Mischa siempre soltaba un grito, se escondía bajo el embozo de la manta y, cuando al fin caía en la cuenta de que se trataba del idiota de su marido, lanzaba un cojín contra aquella cabeza colgada del techo. Eran los buenos tiempos, cuando la pareja hacía el amor con frecuencia, cuando la pequeña Cecilia balbuceaba en la cuna, cuando el alcoholismo parecía un alivio inofensivo. Pero entonces llegó la invasión napoleónica, la pérdida de la plaza en la judicatura y la muerte de la hija por falta de recursos económicos, y E.T.A. Hoffmann dejó de ser el funcionario que componía música y escribía cuentos para convertirse en el borracho que daba la lata a los clientes de una taberna. Su monólogo siempre empezaba con la muerte de su madre y con los abusos de Dora Hatt, pero no terminaba ni con la ternura de Minna ni con la sonrisa de Mischa, sino con la inaccesibilidad de Julia Marc, una niña de trece años con la que se obsesionó pese a haber sobrepasado él los treinta. Le impartía clases de canto y, consciente del problema de la edad, esperó a que ella alcanzara los dieciséis para declararle legalmente su amor. Fue entonces cuando se enteró de que los padres de ella ya habían concertado su matrimonio con un comerciante de Hamburgo y, sin encontrar otra forma de canalizar su dolor, una tarde Hoffmann la emprendió a patadas contra aquel ricachón. En este punto de la historia, el narrador apuraba su jarra de cerveza, se limpiaba los morros con la manga de la camisa y, tras unos segundos de silencio, aseguraba que todas esas mujeres, las que le habían amado y las que le habían rechazado, sin olvidar la que había muerto demasiado pronto, cuya presencia en el discurso era evidente en tanto en cuanto ni siquiera la mencionaba, todas esas mujeres, pues, habían venido al mundo para alterar su tranquilidad e imposibilitar la concentración que su actividad artística requería, y después de afirmar esto, y siempre y cuando la tasa de alcohol se lo permitiera, se encaramaba a la mesa y anunciaba a los parroquianos la llegada de un día, un día tal vez no próximo pero tampoco lejano, en el que la ciencia mecánica permitirá la construcción de mujeres a la carta y, cuando ese día sea por fin el presente, el ser humano alzará la barbilla y se mostrará orgulloso de haber enmendado el error cometido por Dios cuando, en vez de fulminarla con un rayo, permitió que Eva arrastrara a Adán a la perdición. E.T.A. Hoffmann acostumbraba a soltar este vaticinio segundos antes de perder la conciencia y desplomarse sobre la mesa, pero la noche del 16 de noviembre de 1815, y contra todo pronóstico, consiguió llegar a su casa y, en vez de echarse a dormir, se puso a escribir un cuento, *El hombre de arena*, cuyo punto final puso exactamente a la una de la madrugada y cuyo protagonista era un joven que se enamoraba perdidamente de una autómata. Y si ese relato integra hoy el canon de la literatura occidental no es por su calidad, ínfima según Walter Scott, aunque máxima para Franz Kafka, sino por su capacidad para condensar en pocas páginas una de las fantasías masculinas más recurrentes cuando menos desde principios del siglo XVIII: la creación de una ginoide programada específicamente para honrar y respetar, sin olvidarse de satisfacer, cuidar y obedecer, al hombre que la tenga en propiedad.

Los cementerios de autómatas son hoy museos del juguete. Aquellas criaturas artificiales construidas a nuestra imagen y semejanza, algunas tan realistas que incluso parecían dotadas de alma, nunca alcanzaron la categoría de obras de arte, y cuando la sociedad se cansó de ellas, cuando la gente dejó de asombrarse ante sus movimientos, cuando los niños sustituyeron el miedo por largos bostezos, cuando los espectadores se hartaron de la metáfora sobre la futilidad de la vida y los vendedores de entradas se quedaron sin eslóganes para atraer al público, cuando en resumidas cuentas los mecanoides dejaron de ser la novedad del momento, sus creadores los metieron en vitrinas y los exhibieron primero en circos, ferias y demás espectáculos ambulantes, y después en esos museos donde en la actualidad también se exponen los trenecitos eléctricos, las canicas de vidrio y los caballos de palo con los que ningún chiquillo pierde ya el tiempo. Allí terminaron unos autómatas cuyos antepasados más remotos se remontan no a la Grecia clásica, sino a la China milenaria y al Antiguo Egipto, pero cuya revolución científica se produjo tras la invención del reloj mecánico en un monasterio benedictino de la Italia del siglo XIII. La implantación de esos medidores de tiempo en los distintos ámbitos de la vida cambió los usos y costumbres de todos los estamentos sociales e introdujo en los círculos filosóficos un concepto, el de *machina mundi*, que transformó por completo el modo de observar los fenómenos naturales. Según este principio, el Universo funciona por sí mismo, sin necesidad de supervisión ni de mantenimiento, solo siguiendo unas normas preestablecidas, igual que hace un reloj al que alguien dio cuerda. En otras palabras, Dios puso en marcha el Cosmos, pero después se tumbó y todavía sigue durmiendo. Los grandes cerebros del Renacimiento, desde Leonardo da Vinci hasta Juanelo Turriano, aplicaron el postulado mecanicista a los ingenios que construyeron, pero fue durante la Ilustración cuando esa hipótesis fue implementada con la suficiente eficacia como para que aparecieran los primeros simulacros realmente creíbles de vida. Del taller de Jacques de Vaucanson, por ejemplo, salió un fauno que tocaba la flauta, un tamborilero que aporreaba un bombo y, el más famoso de sus autómatas, un pato de cobre compuesto por cuatrocientas piezas que no solo graznaba, batía las alas y deglutía, sino que también levantaba la cola y cagaba. Por su parte, Wolfgang von Kempelen construyó un ajedrecista de madera, al que por cierto vistió de sultán turco, que derrotó a los mejores jugadores de la época, así como a los estrategas bélicos más feroces, entre ellos Napoleón, Federico el Grande y Benjamin Franklin, y que sin embargo sucumbió ante un escritor, ni más ni menos que Edgar Allan Poe, que desveló el truco al denunciar la presencia, oculta bajo el tablero, de un auténtico ajedrecista, uno de carne y hueso, al mando de los controles del humanoide. Y, por último, Pierre Jacques-Droz, que fabricó, con la ayuda de su hijo, un androide que tocaba el clavecín, otro que dibujaba objetos y hacía retratos, y un tercero que, tras mojar la pluma en un tintero y acercar la mano a un folio, escribía la frase sobre la que se alzaba la totalidad del pensamiento europeo: «Pienso, luego existo». Que un autómata reprodujera esas palabras planteaba tantas dudas sobre la condición humana que la Iglesia amenazó con excomulgar a cuantos persistieran en construir, así como en admirar, ese tipo de muñecos diabólicos, y aunque casi nadie se tomó la amenaza en serio, la gente acabó igualmente perdiendo el interés por unos artilugios que, habiendo siempre atraído a un público más bullanguero que selecto, no fueron admitidos en los museos de arte, teniéndose que conformar con los del juguete, donde terminaron sus días sin que nadie se parara a pensar que, tras esas cabezas de porcelana, esos ojos de vidrio y esas articulaciones de metal, se escondía uno de los intentos más serios de crear vida sin la intervención femenina.

VI
La beta-espera

Mi esposa me pidió que mirara si había correo. Me pareció un capricho extraño, nunca abríamos el buzón, las facturas llegaban por email. Pero entonces recordé que no era la primera vez que se interesaba por la correspondencia. Había ocurrido en dos ocasiones anteriores, ambas coincidentes con las pruebas de embarazo a las que ya se había sometido: la primera, tras la transferencia de la palmadita en la rodilla, del martillazo al Moisés y del nacimiento de la *Historia Cultural de la Destrucción de las Mujeres*; la segunda, tras la implantación en la que la cánula rozó la pared uterina y esta se contrajo impidiendo el anclaje del blastocito. Después de aquellos fracasos, solo nos quedaba un embrión, una última oportunidad para ser padres. Antes de someternos a la intervención, hicimos un viaje al sur. Nos instalamos en un hotelito frente al mar; playa por la mañana, siesta por la tarde, vino por la noche. Pero nada de sexo. Nos daba miedo tocar ahí abajo sin el permiso del médico, así que practicamos la abstinencia y vimos películas y series. El último día, ya de regreso por una carretera secundaria, nos detuvimos en una protectora de animales. Fue mi mujer quien quiso hacerlo, supongo que influida por el deseo de ser madre. Hacía un calor espantoso, las chancletas se pegaban al asfalto, los ladridos parecían lamentos de otro mundo. Nos atendió una voluntaria a quien dijimos que estábamos pensando en adoptar y que nos gustaría echar un vistazo a las instalaciones. Nos enseñó algunos perros, todos polvorientos y jadeantes, algunos con la cola cortada e incluso tuertos. Mi esposa se fijó en una mestiza que no pesaría ni diez quilos, negra con calcetines blancos y una franja del mismo color en el hocico. Estaba sola junto a un poste, sentada sobre sus cuartos traseros, mirando al suelo. Mi mujer se acuclilló y la acarició; la podenca se encogió y estremeció, sin duda convencida de que le íbamos a pegar. No nos atrevimos a llevárnosla, no era el momento indicado para eso, bastante teníamos con lo nuestro. Pedimos a los de la protectora que nos dieran unos días para pensarlo y nos marchamos en silencio, sin mirar en ningún momento atrás, ni siquiera por el retrovisor. Sabíamos que nunca volveríamos, nos avergonzábamos de nosotros mismos. Poco después, nos sometimos a la tercera y última transferencia embrionaria y, el mismo día en que me pidió que mirara el correo, recibimos la llamada de la clínica de fertilidad. El test de embarazo había salido positivo, empezaba la segunda parte de nuestras vidas.

Hace ahora dos siglos, en las arenosas llanuras de la Jutlandia occidental, territorio baldío en el que solo crecía el brezo, la escarcha y el viento, y al que sin embargo continuaban emigrando los parias bajo la promesa de una parcela que arar, alzó un campesino el puño al cielo y maldijo a Dios por la vida de miserias y privaciones que le había asignado. Algunas décadas después, cuando ese mismo hombre hubo prosperado como comerciante de lanas, confesó a uno de sus hijos, al más listo de los siete, el pecado cometido en su juventud y le aseguró que aquella blasfemia todavía pesaba sobre la conciencia de la familia. El muchacho, de nombre Søren Kierkegaard, escuchó la revelación en silencio y, cuando el padre se retiró a su aposento, juntó las manos frente al rostro, entrelazó con fuerza los dedos y juró que limpiaría su apellido de cualquier rastro de culpa. En efecto, la obra filosófica que aquel chaval levantó posteriormente no tuvo jamás otro objetivo que no fuera el de recuperar el favor divino, misión para la cual el autor también asumió que debía modificar su forma de encarar la vida y, a partir de ese momento, adoptó el sacrificio, la angustia y el sufrimiento como norma de comportamiento e incluso renunció a la mujer amada, Regina Olsen, para demostrar a Dios la firmeza de su compromiso. Kierkegaard rechazó cualquier atisbo de bienestar para reparar de ese modo el error cometido por su padre, y cuando la tentación llamaba a su puerta, cerraba los ojos, tensaba la mandíbula y evocaba la historia del mejor caballero de fe de cuantos jamás tuvo Jehová en su ejército: Abraham. La esposa de este patriarca no podía darle hijos porque era una mujer estéril y, cuando cierta mañana Dios anunció al matrimonio que sus descendientes gobernarían el mundo, ella soltó la carcajada más famosa del Antiguo Testamento. Sara ya había alcanzado los noventa años y la posibilidad de quedar embarazada le pareció tan ridícula que acabó llorando de risa. Y lo mismo ocurrió cuando, algún tiempo después, llegaron a su tienda tres viajeros, los arcángeles Miguel, Gabriel y Rafael disfrazados de civiles, que primero aceptaron que les lavaran los pies, que después comieron becerro y cuajada y suero de leche, y que durante la sobremesa profetizaron que la esposa de su anfitrión engendraría un hijo en menos de un año. Los forasteros retomaron después su camino rumbo a Sodoma, ciudad a la que se dirigían para someterla a una tormenta de fuego, pero antes de azuzar a sus camellos miraron a la mujer que se desternillaba bajo una palmera y le recordaron que nada era imposible para Elohim y su poder infinito. Nueve meses después, Sara dio a luz a Isaac, considerado el padre del pueblo israelita. Algunas vecinas hicieron correr el rumor de que el niño no había salido realmente del vientre de aquella vieja, sino del de alguna de sus esclavas, y para cerrarles las bocas, la anciana se plantó junto al pozo del que toda la tribu obtenía agua, liberó uno de sus pechos y amamantó a su bebé delante de esas arpías. Años después, y pese a lo deseado que aquel hijo había sido, Abraham se lo llevó en secreto de casa y, allá en el monte Moriah, alzó un puñal sobre su pecho. Y este gesto, el del hombre dispuesto a sacrificar lo más querido única y exclusivamente para satisfacer a Dios, junto a aquel otro acontecimiento, el de la anciana que se queda embarazada por decisión divina, atravesaron siglos de oscuridad hasta llegar al escritorio de Søren Kierkegaard y convertirse en la piedra angular de su filosofía.

En los tiempos ya olvidados del Antiguo Testamento, durante la gran hambruna que asoló las tierras de Canaán, hubo un monarca filisteo, de nombre Abimelec, por cuya lujuria las mujeres amanecieron un día con la vagina cerrada. Ocurrió cuando Abraham y Sara emigraron a la hoy desaparecida ciudad de Gerar, quince kilómetros al sur de la actual Gaza. Los custodios de la muralla pidieron a la pareja que se identificara y, cuando la mujer se retiró el velo y mostró su belleza a los soldados, el silencio se impuso en el puesto de guardia. El patriarca vio deseo en los ojos de los funcionarios y, temiendo que alguno de ellos pensara en matarlo para quedarse de este modo con su esposa, aseguró que ambos eran hermanos, y no un matrimonio. El rumor sobre la hermosura de la forastera recorrió las calles de la ciudad y surcó los pasillos de palacio, y cuando al fin se coló en el salón del trono, el rey mandó traer a la recién llegada. Al verla en persona, el gobernante se incorporó, alzó los brazos y proclamó ante su audiencia que la perfección de la recién llegada hacía que el resto de las mujeres parecieran monos a su lado, y acto seguido ordenó que la pusieran a la cabeza de su harén. Esa misma noche, antes de que Abimelec pudiera intimar con su nueva concubina, Dios selló las vaginas de todas las mujeres de Gerar y, apareciéndosele en sueños, anunció al regente que no volvería a abrirlas hasta que no liberara a la cautiva. A la mañana siguiente, el soberano puso la alfombra roja para que Sara se marchara, no sin antes abroncar a Abraham, y hay que reconocer que con acierto, por haberla hecho pasar por su hermana soltera, cuando en realidad era una esposa de pleno derecho. Pero lo que interesa a esta *Historia Cultural de la Destrucción de las Mujeres* no es el final de este relato narrado en el Génesis, sino el mensaje, que no moraleja, encerrado en el mismo, según el cual Dios tiene jurisdicción absoluta sobre el cuerpo femenino. En el Libro de los Libros descubrimos que, además de coser las vulvas de las filisteas, también provocó el embarazo de Sara, Rebeca y Ana, así como el de la Virgen María y el de su prima Isabel, y que permitió asimismo que ciertos oficiales del ejército celestial se apropiaran de algunas facultades propias del sexo opuesto, como por ejemplo la de amamantar a los recién nacidos, privilegio que el arcángel Gabriel suplantó el día en que alimentó al pequeño Abraham con la leche que manaba de uno de sus dedos. Vuelve a quedar patente, pues, que nuestra civilización se alza sobre el deseo de controlar las funciones biológicamente asignadas al cuerpo de las mujeres y que la religión ha sido el principal instrumento para llevar a efecto este anhelo, cosa que se demuestra prestando atención a esa teoría que dice que las plantas de las iglesias no tienen forma de cruz, sino de sistema uterino: la fachada y el pórtico como los labios mayores y menores que permiten el acceso adentro, el rosetón como el clítoris que lo ilumina todo, la nave central como el cérvix por el que avanza la procesión de espermatozoides, los transeptos como las trompas de Falopio a las que solo acceden los feligreses más devotos, y el altar, ¡ah!, el altar como el lugar en el que se produce la transustanciación del embrión en el cuerpo y la sangre de quien pronto habrá de venir para salvarnos cuando menos de nosotros mismos.

VII
El embarazo

Sufrí mi primer ataque de pánico tras la tercera visita a la consulta de la obstetra. Ocurrió por la noche, mientras me duchaba, con el chorro de agua demasiado caliente. No podía moverme, me invadieron las náuseas, sentía frío pese a estar abrasándome. Mi mujer entró en el lavabo y me preguntó algo; como no respondí, descorrió la cortina y me encontró boqueando. Me ayudó a salir, me tumbó en la cama y llamó a una ambulancia. Nos llevaron al mismo hospital, el más cercano, al que estábamos acudiendo desde que nuestro ginecólogo nos anunció que él había terminado su trabajo y que, a partir de ese momento, debíamos ponernos en manos de un obstetra. Cuando nos dijo eso, lo miramos desconcertados y, al ver que no reaccionábamos, se levantó y nos tendió la mano. Al principio se la estrechamos de un modo mecánico, sin ser del todo consciente de que se estaba despidiendo para siempre, pero, justo antes de abandonar la consulta, mi esposa se dio la vuelta y se echó a sus brazos. El médico sonrió y le palmeó la espalda; dijo bueno, bueno, ya está, ya está, y nos deseó suerte. Dos días después, nos personamos en el departamento de obstetricia del hospital de nuestro distrito y tomamos asiento en una sala de espera adornada con fotos de bebés regordetes e ilustraciones de las distintas fases del desarrollo fetal. Vino a buscarnos una veinteañera que se identificó como ayudante de la doctora y nos condujo hasta un despacho en el que solo había un escritorio, una cama ginecológica y un ecógrafo. Me molestó que no nos atendiera directamente la responsable del departamento y que usara a las residentes incluso para las primeras visitas, sin duda las más importantes a la hora de generar confianza y empatía, pero todavía me enfadó más descubrir poco después que no habríamos de verla en ningún momento del proceso, puesto que siempre delegaba en unas internas que iban y venían con tanta soltura que nunca se repetían, siendo los pacientes recibidos por una nueva MIR en cada visita. En nuestro caso, la primera fue una chica que se mostró delicada a la hora de untar el gel conductor en el vientre y de mover el transductor alrededor del ombligo, pero que cambió a modo entusiasta cuando, al localizar el embrión en una esquina de la pantalla, gritó: ¡Ahí, ahí está!; la segunda, una estudiante en prácticas que nos informó con un exceso de hieratismo de que el embrión había alcanzado los doce milímetros y que, sin embargo, se mostró más sensible cuando, al subir el volumen del ecógrafo y permitir que los latidos del feto inundaran la sala, mi mujer rompió a llorar; y la tercera, una aprendiz con zapatillas blancas y pendientes de perlas que nos recibió sentada tras la mesa, tecleando algo en el móvil y sonriendo al recibir la respuesta. Aunque enseguida se incorporó y deslizó el dispositivo por el bolsillo de la bata, las notificaciones no se interrumpieron y, mientras todos fingíamos no oír el sonido de los mensajes recibidos, la estudiante nos mostró al feto en el monitor, confirmó que evolucionaba correctamente y, tras guardar un instante de silencio, lamentó que hoy no pudiéramos oír los latidos por un problema técnico en los altavoces. Aquella misma noche, mientras tomaba una ducha, pensé en el hecho de que aquel saco de células ya tuviera un corazón activo y, al darme cuenta de lo rápido en que estaba transcurriendo todo, caí víctima de un ataque de pánico. De repente me costaba respirar, el suelo se movía, sudaba bajo el agua. Me asusté, me asusté de veras. Por suerte, mi mujer llamó a una ambulancia y, una hora después, un médico me daba una palmadita en el hombro y me aseguraba que no era el primer hombre que terminaba en urgencias tras enterarse de que iba a ser padre. Y no te quejes, añadió antes de desaparecer tras la cortina, porque los hay que llegan con un cuadro de infarto.

Jean-Jacques Rousseau conoció a Thérèse Levasseur en una fonda de París. Los huéspedes se burlaban de aquella camarera por su escasa inteligencia y su falta de cultura, pero él vio un enorme potencial en esas carencias y le propuso ir a vivir juntos bajo la promesa de que, aun cuando nunca se casaría con ella, jamás la abandonaría. El filósofo ya andaba en aquel entonces obsesionado con el mito de Pigmalión, tema sobre el que años después compondría una escena lírica, y vio en aquella lavandera de veintitrés años una tabla rasa a la que moldear a su gusto. Se retó a sí mismo a formar intelectualmente a una mujer sin estudios ni educación alguna y, aunque al principio puso todo su empeño, no tardó en dar a la alumna por perdida y en sumarse a los que se mofaban de ella. En apenas unos meses ya contaba a sus amigos que la muchacha era incapaz de hacer cosas tan sencillas como leer la hora, ordenar los meses del año o calcular el dinero de la compra, e incluso les leía el diccionario que había empezado a escribir con las estupideces que ella soltaba a lo largo del día. Pero el pitorreo pronto cedió el paso al cansancio y el cansancio, al desprecio. Dejó de pasear con ella, le prohibió sentarse a la mesa cuando hubiera invitados, le ordenó ceñirse a las tareas domésticas, servicios sexuales incluidos. Rousseau fue siempre un hombre fogoso. Pese a padecer una enfermedad que le deformaba el pene y que le causaba un enorme dolor tanto al orinar como al realizar el coito, protagonizó algunos de los momentos más comentados de la historia sexual de la filosofía en Occidente, como por ejemplo la ocasión en que su madre adoptiva, madame de Warens, se lo llevó a la cama con la excusa de instruirle en el arte del placer físico y, tras superar el primer examen, él rompió a llorar convencido de que había cometido pecado de incesto; o como cuando, siendo secretario del embajador francés en Venecia, compró a una niña de once años con la intención de esperar a que creciera y a que, bueno, a que diera sus frutos; o también como la vez en que descubrió que a la prostituta con la que yacía le faltaba un pezón y, ante el mohín de asco que puso, la chica se incorporó dignamente, cubrió su cuerpo con una bata de seda y le soltó una frase que todavía hoy retumba en los despachos de todos los intelectuales del mundo: «Zanetto, lascia le donne e studia la matematica». La vida privada del padre de la modernidad abunda en ejemplos de este calibre, pero ninguno define con más precisión su personalidad como el concerniente al nacimiento de sus cinco hijos. Rousseau siempre se vio a sí mismo como una persona excelente, un hombre moralmente superior al resto de los mortales, alguien a quien las siguientes generaciones deberían tomar como modelo de comportamiento, pero toda esta grandeza se disuelve en el océano de la vulgaridad cuando sabemos que, tan pronto como Thérèse Levasseur paría un niño, él ordenaba a la comadrona que lo depositara en el buzón de la inclusa, institución a la que llegaban unos tres mil bebés al año, dos tercios de los cuales morían antes de su primer aniversario, alcanzando la adolescencia tan solo un quince por ciento de la cantidad restante y la madurez apenas un cinco de los que quedaban, momento en que el Estado los expulsaba del hospicio y los convertía en mendigos, ladrones o prostitutas. Todos los parisinos conocían el destino de aquellos expósitos y aun así Rousseau arrancó a los recién nacidos de los brazos de su madre y los envió a una muerte prácticamente segura con la excusa de que se habrían interpuesto en su camino hacia la creación de una obra filosófica que alterara de una maldita vez el orden que rige el mundo. No apuntó la fecha de nacimiento, el sexo o el color de los ojos de ninguno de los cinco pequeños y ni siquiera se preocupó de ponerles nombre, como de hecho tampoco hizo

Dios con la Eva Repulsiva, Pigmalión con Galatea y, en general, cualquiera de los hombres que soñaron con ser madres sin haberse primero parado a pensar que bastante tenían con tratar de ser padres.

VIII
El aborto

No supimos que el feto se había estancado hasta la cuarta visita a la consulta de la obstetra, cuando una nueva estudiante, más profesional que la anterior pero igual de inexperta a la hora de dar malas noticias, retiró el transductor, apagó la pantalla y miró el suelo. No hacían falta palabras, pero necesitábamos oírlas, así que la muchacha asumió su responsabilidad y, tras erguir la espalda supongo que para coger fuerzas, nos comunicó la interrupción natural del desarrollo embrionario. Usó la palabra embrión para restar importancia a la pérdida, para reducir el feto a la categoría de célula, para incitarnos a pensar en un huevo roto en vez de en un pájaro abatido. Pero nosotros llevábamos más de un año frecuentando la clínica de fertilidad y habíamos aprendido lo suficiente como para saber que, con diez semanas de embarazo, aquello ya tenía forma humana. En cualquier caso, a partir de ese momento, el ambiente se enrareció en la consulta y, consciente de que su presencia estorbaba, la interna limpió el vientre de la paciente de un modo precipitado y nos anunció que nos dejaría a solas durante unos minutos. Antes de abandonar la sala, eso sí, murmuró que lo sentía, que lo sentía de veras, y sus palabras realmente temblaban. Cuando nos quedamos solos, mi mujer apoyó la cabeza sobre mi torso y rompió a llorar en silencio. Ninguno de los dos dijo nada, estábamos en cierta manera de luto, había un futuro que ya nunca ocurriría. Un rato después, la residente regresó con un informe médico que certificaba la detección mediante ecografía transvaginal de un saco gestacional intrauterino con embrión de longitud cráneo-caudal de 29 milímetros, correspondiente a 10,3 semanas, pero sin signos de embriocardio. Y me atrevería a decir que fue la lectura de este documento lo que hizo que mi esposa sospechara que el corazón del feto ya había dejado de latir en la tercera visita a la obstetra, cuando nos atendió aquella estúpida, la de los pendientes de perlas y los mensajitos de WhatsApp, que nos dijo que las pulsaciones no se oían por un problema técnico en los altavoces. El tamaño del feto, demasiado pequeño para la semana en la que estábamos, apuntaba la posibilidad de que se hubiera estancado algunos días antes, dato al que había que sumar las erupciones cutáneas que venían invadiendo la piel de mi esposa y los eructos incontrolados que soltaba a todas horas, dos reacciones corporales que al principio asumimos como síntomas del embarazo, pero que ahora interpretábamos como justo lo contrario, es decir, como estrategias de su cuerpo para expulsar el cadáver que se descomponía en su interior. Y digo que creo que fue la lectura de ese documento lo que generó aquella sospecha porque, de repente, mi esposa miró a la estudiante con el rostro desencajado y le gritó: ¡Sácalo! ¡Sácalo de ahí! ¡Sácamelo ya! La muchacha llamó a sus compañeras porque la reacción de la paciente la sobrepasó y, tras muchas palabras huecas y otras aún más vacías, consiguieron que mi mujer se tomara un tranquilizante. Luego le explicaron que no podrían realizar el legrado hasta la mañana siguiente y, aunque nos ofrecieron pernoctar en el hospital, decidimos irnos a casa. Aquella noche, cuando me iba a meter en la cama, mi esposa me pidió que la dejara sola y, sin preguntar nada, me instalé en el sofá.

La madre de Mary Shelley murió diez días después de dar a luz. No superó las fiebres puerperales provocadas por la falta de higiene del médico que la asistió y su hija creció convencida de que la auténtica liberación de las mujeres llegaría el día en que se inventaran los partos extrauterinos. Dios se había equivocado al hacer que las madres engendraran en sus vientres y ahora tocaba a la ciencia asegurar la pervivencia de la especie sin para ello explotar el cuerpo femenino. No es absurdo decir, por tanto, que Mary Shelley escribió *Frankenstein o El moderno Prometeo* para explorar vías reproductivas que impidieran que siguiera habiendo huérfanas que solo conocieran el rostro de sus progenitoras gracias al retrato engastado en sus respectivas tumbas. Durante su infancia, la futura autora acudió a diario al cementerio. Se dice que incluso aprendió a leer pasando el dedo sobre el nombre de su madre, Mary Wollstonecraft, inscrito en la lápida. Algunos especialistas van más allá y afirman que, cuando años después Percy Shelley la llevó delante de aquel sepulcro para declararle su amor, ella le correspondió tumbándose sobre la losa y recibiéndolo allí mismo. Aquella mujer creció martirizada por la idea de haber matado a su progenitora al nacer, pero el remordimiento cambió de dirección cuando, a los diecisiete años, dio a luz a una niña que murió tres días después del parto. La puérpera se levantó para amamantar a su bebé y, al asomarse a la cuna, lo encontró dormido, profundamente dormido, tan profunda e inquietantemente dormido que nunca más habría de despertarse, y durante los siguientes meses, muy posible que también durante los siguientes años, soñó de un modo recurrente que la recién nacida lloraba por culpa del frío y que, asustada por la exagerada gelidez de su cuerpo, ella la cogía en brazos, la llevaba rápidamente junto a la chimenea y le frotaba el pecho sin conseguir que entrara en calor. Aquellas dos muertes, primero la de la madre y después la de la hija, marcaron la vida de Mary Shelley y, sin lugar a dudas, influyeron en la concepción del relato que empezó a escribir durante el viaje a Suiza realizado con su pareja y tres amigos, Lord Byron, el doctor Polidori y Claire Clairmont, durante el verano de 1816, fecha inscrita en los anales de la climatología por la nube de polvo que el volcán Tambora lanzó a la atmósfera tras su erupción en Indonesia, un manto de cenizas y dióxido de azufre que cubrió la totalidad de la cúpula celeste, dotándola de una paleta de colores tan distinta a la habitual que incluso cambió la historia del paisajismo al servir como fuente de inspiración del pintor inglés William Turner. Durante aquel viaje, los cinco jóvenes se instalaron en villa Diodati, una mansión situada frente al lago

Lemán en la que tiempo atrás también se hospedó Jean-Jacques Rousseau, además de otros intelectuales como John Milton y Voltaire, y una noche en la que vertieron demasiadas gotas de láudano en la bebida, tantas que Percy sufrió una alucinación que le llevó a creer que Mary tenía ojos en vez de pezones, se pusieron a leer los relatos de una antología de cuentos de terror alemanes titulada *Fantasmagoriana*. Y en cierto momento, mientras la tormenta restallaba tras los ventanales y las velas se apagaban por culpa de las corrientes, lord Byron cogió el libro, lo alzó al aire y lo arrojó al fuego al tiempo que declaraba solemnemente que aquella forma de narrar había quedado obsoleta y que urgía renovar por completo el gótico europeo, para lo cual propuso que todos y cada uno de los presentes escribieran esa misma noche un cuento capaz de horrorizar al resto del grupo. Aquel día nació la primera criatura por parto extrauterino de los tiempos modernos y, curiosamente, su autora tardó nueve meses en poner el punto final al manuscrito.

Sostienen los críticos literarios que *Frankenstein o El moderno Prometeo* es una parábola sobre los peligros de jugar a ser Dios, al tiempo que una advertencia sobre los límites morales que debemos imponer a la ciencia. En realidad, hay muchas teorías más sobre el sentido último de esta novela, pero, de todas las interpretaciones pergeñadas hasta la fecha por los expertos en la materia, solo dos interpelan de un modo directo a la *Historia Cultural de la Destrucción de las Mujeres*: una, la que la considera una alegoría del miedo de toda embazada a parir un monstruo, tanto en lo físico como en lo psíquico, al que después le sea imposible amar, y dos, la que sobreentiende que el relato encierra una pregunta capital para nuestro futuro como especie: ¿qué pasará cuando la tecnología permita una maternidad libre de úteros? La respuesta de Mary Shelley se prolonga durante doscientas páginas y apunta a un mundo atestado de niños nacidos ya adultos, de individuos sin infancia ni recuerdos ni raíces de ningún tipo, de personas necesitadas de alguien que, si no ha de quererlos, al menos tenga la decencia de ponerles nombre. A estas alturas del tratamiento, mi esposa ya sabía de mi intención de escribir un ensayo sobre las derivadas culturales de la fecundación in vitro y, habiéndole en algún momento informado sobre la costumbre de los padres convertidos en madres de no bautizar a sus creaciones, como Dios con la Eva Repulsiva, Pigmalión con Galatea, Rousseau con sus cinco hijos y el doctor Frankenstein con su zombi electrocutado, así como muchos otros personajes históricos, legendarios o directamente ficticios no reseñados en este libro pero dispuestos a salir a la palestra a poco que se les invoque, habiéndole entonces comentado a mi mujer lo de esta tradición nominal, ella me propuso, justo después de salir del hospital y al detenernos junto a un paso de cebra, poner nombre al hijo que, aun muerto, seguía habitando su interior. Le pregunté si había pensado alguno y, como guardó silencio, pensé que barajaba las opciones. Pero me equivoqué. Porque de repente se acarició el vientre y, cambiando tanto de tema como de tono, confesó que creía haber sido ella quien había matado al niño. Dijo que había leído en algún sitio que los cambios emocionales pueden alterar el desarrollo embrionario y añadió que últimamente había estado muy nerviosa, nerviosa por el embarazo, nerviosa por el trabajo, nerviosa por la familia, nerviosa por notarse nerviosa, y que toda esa crispación sin duda le había provocado picos de estrés, y todos sabemos que el estrés conduce a la depresión y la depresión a la oscuridad y la oscuridad a la muerte... De pronto mi mujer se había derrumbado psicológicamente, había transformado el dolor por la pérdida en odio hacia sí misma, se había caído del caballo y, en vez de una explosión de luz, había visto la boca del diablo. Abrumado por el desbarre de su discurso y consciente de la necesidad de tranquilizarla, me planté ante ella y le aseguré que no había sido culpa de nadie, ni suya ni mía ni de la estudiante con pendientes de perlas, y a continuación le recordé que la Naturaleza es así de caprichosa, de caprichosa y de injusta y cabrona, y que unas veces niega los hijos a quienes realmente los desean y otras se los da a quienes los rechazan de plano. Y, aunque pareció vacilar durante unos segundos, enseguida volvió a las andadas y soltó que también debíamos considerar la posibilidad de que fuera Dios quien no quisiera que nos reprodujéramos, puesto que éramos personas que no aportábamos nada importante ni a la especie ni a la sociedad ni al planeta, y ahora vivíamos en una época en que convenía que solo se multiplicaran los que propician el progreso... Asustado por la deriva de sus pensamientos, así como por la aceleración del movimiento de sus pupilas, la estreché con fuerza entre mis brazos y al final conseguí, aunque la verdad es que no sé cómo, que acabara sustituyendo su perorata por un llanto, un hipido y un desplome del cuerpo. Me refiero a que súbitamente apoyó la cabeza sobre uno de mis hombros y se quedó así como dormida, como sumida en un trance, como desconectada de la realidad, y permanecimos en esa posición durante cinco, diez o hasta puede que quince minutos, interrumpiendo con nuestra presencia el paso de unos transeúntes que, al igual que los conductores detenidos frente al semáforo, debían de preguntarse qué hacía esa pareja de adultos abrazada en mitad de la calle.

IX
El legrado

René Descartes dejó embarazada a Helena Jans van der Strom el domingo 15 de octubre de 1634 en una habitación del número 6 de la calle Westermark, Amsterdam, alquilada al librero inglés Thomas Sargent. El filósofo supo por ciencia infusa que acababa de preñar a la criada de su amigo y quedó tan impresionado por la revelación que dejó constancia de la misma en las guardas de un libro. Efectivamente, nueve meses después, en concreto el 19 de julio de 1635, nació Francine, la niña que habría de cambiar al pensador para siempre. Descartes no se casó con Helena porque nunca la consideró digna de su compañía. Se acostó con ella por deseo carnal y por accesibilidad física, pero siempre la miró con un desprecio similar al que sintió Jean-Jacques Rousseau por Thérèse Levasseur. Por suerte, la actitud respecto a su descendencia no fue la misma que la que habría de tener su colega suizo un siglo y pico después, puesto que él sí que asumió su responsabilidad y se hizo cargo de la recién nacida sin por ello, desde luego, reconocerla como propia. De puertas hacia afuera, Francine era una sobrina enviada por su hermana para que se encargara de su educación, mientras que, de puertas hacia dentro, era la princesa que le devolvió las ganas de vivir. Descartes amó a su hija, la amó como nunca imaginó saber hacerlo, la amó tanto que incluso escribió cartas a sus amigos en las que, por primera vez, no les hablaba de *deux ex machina* ni de otros asuntos cartesianos, sino de la simple y pura alegría de ser padre. En una de esas misivas, por ejemplo, se describe a sí mismo jugando en el jardín de casa a ahuecar las manos, soplar en su interior y lanzar un ululato contra una esquina del patio para, después, escuchar el eco retornado y observar a su pequeña corriendo hacia el rincón, rebuscando entre los setos y regresando con la decepción de quien no ha encontrado al dueño de la voz. Y cabe suponer que, después de esta escena, Descartes cogió a su niña en brazos, le besó la mejilla y, aun sabiendo que ella no habría de entenderle, le aclaró que no había nadie escondido en esa esquina y que solo se trataba de un fenómeno acústico, pero que no se preocupara, porque él estaría siempre a su lado para desvelarle no este, sino todos los misterios ocultos en el mundo. Por desgracia, el filósofo se equivocó. Porque allí, tras de los setos, entre el ramaje y junto al murete, sí que había un ser agazapado, una entidad cuyo nombre conviene no nombrar, una sombra tan espesa que incluso las babosas rehuían cobijarse en ella. Se trataba, cómo no, de la Muerte, que se cansó de tanta felicidad y que decidió manifestarse en forma de escarlatina, una enfermedad que hoy mitigamos con un blíster, una siesta y un besito de mamá, pero que en aquella época se llevaba a los niños con apenas un soplido. Francine murió el 7 de septiembre de 1640, con tan solo cinco años, y Descartes se instaló en ese silencio tan

sonoro que habitan los padres que se quedan huér-
fanos por abajo.

Tiempo después, cuando la depresión se mitigó y se
impuso la locura, Descartes se propuso resucitar a
su pequeña y, como en su época no se había descu-
bierto el modo de canalizar la electricidad, aplicó su
propia teoría del dualismo en la construcción de
una autómata tan parecida físicamente a Francine
que su alma, allá donde fuera que estuviera, se sin-
tiera impelida a retornar y encarnarse en aquel
cuerpo de madera. El filósofo había estudiado en la
Escuela Militar de Breda, donde adquirió no pocos
conocimientos sobre ingeniería mecánica, y en su
juventud había frecuentado los Jardines Reales de
Saint-Germain-en-Laye (París), famosos por sus es-
tatuas vivientes de funcionamiento hidráulico, así
que aprovechó ambas experiencias, además del diseño sobre el papel de tres autómatas, un bailarín,
un pájaro y un perro cazando un faisán, que había
realizado algunos años antes, para encerrarse en su
estudio durante no se sabe cuánto tiempo, aunque
es hermoso pensar que tal vez fuera durante nueve
meses, y regresar al mundo con una autómata de un
metro y medio de altura, el rostro de porcelana ho-
landesa y una serie de resortes que le permitía in-
corporarse, levantar los brazos e incluso emitir un
gruñido de apariencia gutural. Y cuenta la leyenda, de nuevo una leyenda a la que no conviene tomar demasiado en serio pero a la que tampoco se
debe despreciar, que Descartes quedó tan satisfecho
con su muñeca que no tardó en olvidar su naturaleza

artificial y empezó a tratarla tal que si fuera realmente su hija. Al parecer, cada día, después de una jornada laboral basada en la escritura de tratados, la realización de cálculos matemáticos y el redactado de cartas para amigos y colegas, el hombre que acuñó el axioma *cogito, ergo sum* se sentaba junto a la pepona y le contaba las vicisitudes de su trabajo, le resumía las noticias de la prensa y le refería las dificultades de ser padre soltero, y después servía la cena a la pequeña, la acostaba en su camita y le cantaba una nana. Y entonces, cuando ya la había dado por dormida, regresaba a su despacho, encendía una vela y, hundiendo la cabeza entre los brazos, lloraba hasta bien entrada la madrugada. Pero la historia de la segunda Francine no acaba aquí. Porque algunos años después, en el otoño de 1649, el pensador embarcó en un navío holandés, probablemente el De Zeven Provinciën, rumbo a Suecia. La reina Cristina había solicitado sus servicios como consejero filosófico y, aunque Descartes no toleraba el frío, enfermando con extrema facilidad a poco de verse expuesto al mismo incluso durante poco tiempo, no se atrevió a rechazar la invitación. Así que metió a la muñeca en un baúl y al baúl en un navío, y antes de zarpar ordenó al capitán que nadie entrara en su camarote bajo ningún pretexto. Y fue precisamente este secretismo lo que hizo que la tripulación especulara entre susurros sobre la posibilidad de que transportara algo esotérico, numinoso, luciferal, sospecha que se vio ratificada cuando se desató en el Mar del Norte una tormenta nunca antes vista por ninguno de aquellos marineros. Mientras el barco cabeceaba entre las olas y las crestas barrían la cubierta, se impuso el rumor de que todo era culpa de lo que fuera que el pasajero trasportaba en su equipaje y tres de los grumetes más osados derribaron la puerta del camarote, arrastraron el baúl hasta el puente y forzaron la cerradura. Y cuando abrieron la tapa y la muñeca se incorporó bruscamente, los miró con sus ojos de nácar y soltó un gruñido que a muchos pareció una carcajada, el comandante la cogió por los pelos y, sin pensárselo dos veces, la arrojó por la borda. La leyenda no cuenta si el mar se calmó tras el sacrificio de la autómata, pero los hechos constatan que Descartes murió a poco de llegar a Suecia, unos dicen que víctima del frío, otros que de la tristeza.

Yo también quise convertir el recuerdo de nuestro hijo en un objeto físico. Por eso, antes de que se llevaran a mi mujer al quirófano para someterla al legrado, pedí a la doctora que, por favor, enfrascara una muestra de tejido fetal. Me miró con inquietud, creo que incluso con asco, y contestó que el nonato era demasiado pequeño como para discriminar su red tisular del resto del material raspado. No obstante, añadió al reparar en que no me conformaba con su respuesta, veré qué puedo hacer. Se me había metido en la cabeza secuenciar el genoma de la criatura muerta y convertir los tres mil millones de combinaciones de las cuatro letras que componen el ácido nucleico en un texto que después encuadernaría. Sabía que el código de un ser humano es tan largo que, si uno leyera una letra de la secuencia por segundo, tardaría cien años en alcanzar el punto final, y aun así me prometí que haría un hueco en casa para colocar los diez, quince o veinte volúmenes necesarios para resumir a nuestro hijo. De ese modo, la librería se convertiría en un altar ante el que podríamos recordar la época en la que fuimos padres, y solo tendríamos que abrir uno de los volúmenes para imaginar que estábamos viendo al niño que no llegó a tener rostro. Y en esto pensaba cuando trajeron a mi mujer estirada en una camilla. A su zaga, la doctora con un tubo de ensayo que, según aclaró, contenía tejido placentario, el cual compartía el código genético con el fetal. Mi esposa no dijo nada, no sé si por haber sido ya informada sobre la naturaleza de mi petición o por estar todavía bajo los efectos de la sedación, pero el caso es que esa misma tarde regresamos a casa y, hasta que no se hubo tumbado en el sofá y tapado con una manta, no me preguntó por la muestra solicitada a la doctora. Le conté lo de mi proyecto de convertir a nuestro hijo en un libro y, sin dar muestras de querer iniciar una discusión, lanzó un suspiro, se cubrió los ojos con el antebrazo y me dijo que bajara a la floristería y comprara un ficus. La obedecí porque me lo pidió como si fuera una madre cansada de pedir a su hijo que se coma el maldito yogurt, y cuando regresé con la planta y la dejé junto a la ventana, ella se incorporó lentamente, se arrodilló ante la maceta y cavó un hoyo usando dos de sus dedos como si fueran una cuchara. Después me ordenó que le diera la muestra, vertió el contenido y lo cubrió con el mismo cuidado que si realmente estuviéramos en un cementerio y acabáramos de enterrar a un ser querido. Entonces regresó al sofá, me pidió que me sentara a su lado y, tras apoyar la cabeza en mi regazo, se quedó dormida. En realidad, agradecí que nuestro hijo formara ahora parte de otro ser vivo, y no en un objeto acaso tan muerto como pueda ser un libro, y a continuación recordé haber leído la noticia de cierto experimento que demostraba que algunas de células madre de los fetos acaban flotando en el organismo de la madre y que continúan ahí durante años, lustros e incluso décadas, siendo capaces de reparar las heridas y de evitar las enfermedades del cuerpo que ahora habitan. Nuestro hijo, pues, permanecería por siempre en mi esposa. Y esto hizo que me diera cuenta de que, por más libros que escriba como este, que en el fondo no es más que un intento de recordar aquella extraña época de nuestra vida, y por más experimentos de naturaleza extrauterina que la ciencia continúe impulsando con el fin de dejar de depender de las mujeres, yo siempre podré mirarte a los ojos y saber que ahí dentro, perdido en tu organismo, flota una célula que resume nuestra historia de amor.

Nota

Este ensayo entremezcla hechos fehacientes, hipótesis históricas y leyendas populares en un intento por demostrar que, en el fondo, la verdad no es más que la suma de los relatos más convincentes, no de los más verídicos.

Agradecimientos

No podría haber escrito este libro sin la ayuda de algunos médicos, psicólogos, biólogos y demás científicos vinculados al enigmático, y a la vez numinoso, mundo de la reproducción asistida. Los nombres más destacados son: Cristina Guix (Barcelona IVF), Dulce Iborra (Sociedad Española de Fertilidad), Diana Guerra (IVI), Dolors Manau (Hospital Clínic de Barcelona), y Clara González (Clínica Dexeus Mujer) y Mark Grossman (Barcelona IVF).

Igualmente, no puedo obviar a las escritoras que contribuyeron con sus experiencias personales a la confección de este libro, como Paula Bonet, Luna Miguel, Irene G Punto y Lea Vélez.

Por último, agradecer los comentarios al texto de Teresa López Pellisa, Paloma Abad y Marta Calvo. A Jesús Carrasco corresponde la asignación del género al que pertenece este documento: la divagación.